知的生きかた文庫

心と脳が元気になる「長寿食」

藤田紘一郎

三笠書房

はじめに

長寿食——人生100年時代を「楽しく生きる」食べ方

日本は「人生100年」ともいえる長寿の時代を迎えています。

長生き自体はすばらしいことですが、それを手放しでよろこべない現実もあります。介護や支援を受けながら生活する人たちが約650万人もいるからです。

「長生き」と「介護」がイコールで結びついた「**いびつな長寿社会**」——。

残念ながら、それが今の日本の姿なのです。

「この現状をなんとか改善したい。そして、100歳まで元気に生きる、本当の意味での百寿者を少しでも増やしたい」

そうした思いから執筆したのが、本書『**心と脳が元気になる「長寿食」**』です。

じつはこの本は、7年前に刊行した『体がよみがえる「長寿食」』の続編です。

「生き方」とは、すなわち「食べ方」のこと。健康長寿に効果のある「長寿食」を心がけていれば、10年後も医薬のいらない体を維持できる――。

こうした内容が思わぬ反響を呼び、前作はその後に刊行した「図解版」とあわせて、20万人近い読者の方から厚いご声援をいただくことになりました。

その後、私のもとには、先行きの見えない不安な時代を反映するように、**「心と脳の健康」に焦点をあてた続編**を待望する励ましの声が数多く寄せられました。

本書は、そうした読者のみなさまの後押しを受けて執筆したものです。

私たちを取り巻く生活環境は、心と脳の健康にとって、けっして望ましいものとはいえません。便利な世の中になった反面、食生活が乱れ、かつてないほどストレスが増大し、疲れが蔓延する社会になってしまったからです。

現代の疲れは、ひと晩グッスリ眠っても消えないタチの悪さが特徴です。体だけでなく、**心や脳に深刻なダメージをもたらす「悪い疲れ」**なのです。

昨今、うつ病や認知症を患う人が増えているのも、そうした疲れの弊害が疑われます。そもそも「悪い疲れ」とは、心と脳の健康を大きく左右する「腸の疲れ」に原因があるからです。

腸と脳は密接に連携しあっていて、情報が双方向に伝達されています。わかりやすくいえば、**腸の疲れは脳に、脳の疲れは腸に伝染する**のです。

心の健康状態も、腸の健康状態に強く影響されます。

やる気や幸福感をつかさどる「幸せホルモン」と呼ばれる神経伝達物質は、腸内細菌の助けによって分泌されるからです。腸が疲れてしまうと、幸せホルモンの前駆体の生成量が減るため、うつ病になりやすくなると、私は考えています。

つまり、「**腸が弱くなれば、心まで弱くなる**」ということです。

では、どうするかといえば、何より簡単で、何より効果的なのが「**腸の疲れをとる食事**」、すなわち、「心と脳が元気になる長寿食」を実践することです。

長寿食には、みなさんが思っている以上に、すごいパワーがあります。

たとえば、日本伝統の発酵食品。納豆、お酢、味噌……日本人の腸に効くのは、こうした日本人が長く愛してきた食なのです。納豆と一緒に、食物繊維たっぷりのヤマイモやオクラを食べれば、たちまち腸が元気になり、疲れが消えていきます。

弱った心を癒すには、「意欲のホルモン」ドーパミンを増やす効果のある「豆腐とカツオ節」の組み合わせがおすすめ。わが家の定番です。

疲れた脳を癒すには、「疲労回復成分」イミダゾールペプチドが豊富な「鶏むね肉」がいちばん。即効性が抜群の「脳のスタミナ食」です。

ほかにも、**免疫力を高める**には「キノコ鍋」。**老化を防ぐ**には「トマト納豆」。**スッキリやせる**には「酢キャベツ」……などなど、本書では、健康長寿の食べ方の秘訣をあますことなくお伝えします。

今日の一食が、10年後のあなたをつくります。

「人生100年時代」を楽しみ尽くすために、一食一食を工夫してみてください。

藤田　紘一郎

心と脳が元気になる「長寿食」

もくじ

プロローグ

「腸にいい食事」で心と脳の健康を守ろう

2章

この「食べ方」で心のストレスが消えていく

──「心」が強くなる長寿食

5 腸を元気にする長寿食が「うつ病」を防ぐ 106
6 「笑顔で食べる」すごい効能――2週間で心が強くなる! 109
7 心を満足させる「スイーツの食べ方」 113
8 ぬか漬け――「日本の伝統食」が「日本人の腸」に効く! 117

3章

「ぼんやり頭」もスッキリ冴える! 食の力

――「脳」が若返る長寿食

4章

だるい、血圧が高い、眠れない……体の不調に即効!

――「内臓」がよみがえる長寿食

5章 さらに心と脳がイキイキする長寿の習慣

エピローグ

人生100年時代を「楽しみ尽くす」生き方

編集協力　高田幸絵
本文DTP　佐藤正人（オーパスワン・ラボ）

プロローグ

「腸にいい食事」で心と脳の健康を守ろう

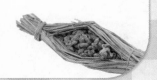

「やる気が出ない」「体が重い」の意外な理由

疲れは、健康長寿を脅かす「悪の元凶」です。

100歳まで元気に過ごすためには、**体はもちろん、心と脳に疲れをためないことが重要**なのです。

そこで「長寿食」について説明する前に、まずは「健康長寿を脅かす疲れとは、どういうものか」について触れておきたいと思います。

ひとくちに疲れといっても、じつはそう単純な話ではありません。

疲れのなかには、「いい疲れ」と「悪い疲れ」の2種類があるからです。

「いい疲れ」とは、たとえば気持ちのいい運動をしたあとや、充実した仕事をしたあとにおとずれる、爽快な疲労感をイメージするとわかりやすいでしょう。

心地よい疲労を感じた日は、翌日の朝までグッスリ眠れますよね。一晩グッスリ眠れば、目覚めもスッキリで、翌日に疲れを持ち越すこともありません。朝から自然とやる気が湧いてきて、いつもの食事が一層おいしく感じられるものです。

こうした疲れは、健康を害するどころか、体や心、脳のリフレッシュにとってはかえって必要なものです。だから「いい疲れ」なのです。

一方、「悪い疲れ」とは、**健康長寿を脅かす「悪の元凶」になる疲れ**のこと。

まるで泥がのしかかるように、体と心を重くして、「ぐったりして動けない、気分が落ち込む……」といった症状を引き起こします。だるさや倦怠感はもちろん、肩こりや腰痛といった痛みをともなうのも特徴です。

「いい疲れ」と違い、「悪い疲れ」は一晩グッスリ眠るくらいでは解消されません。

なぜなら「悪い疲れ」とは、単なる体の疲れではなく、**内臓の疲れ（内臓疲労）に原因がある**からです。

腸、膵臓《すいぞう》、副腎《ふくじん》、肝臓……私たちの体にはさまざまな臓器があります。これら内臓に疲れがたまり、弱った状態が「悪い疲れ」の正体です。

昨今、副腎疲労が注目されるようになってきました。「副腎」はストレスに対処するホルモンを分泌してくれる臓器です。副腎が疲れてしまうと、ストレスで滅入《めい》ってしまい、やる気や活力が湧いてこなくなります。

なんだかやる気が出ない。毎日だるくて体が重い……。

そんな悩みを抱えている人は、副腎が疲れている可能性が高いのです。

副腎を例にあげましたが、ほかの内臓も同じです。食生活が乱れていたり、強いストレスを受け続けたりすると、どんどん疲れがたまり、機能が低下して、さまざまな弊害を引き起こすのです。

「悪い疲れ」を根っこから解消するためには、そもそもの原因である内臓疲労を解消しなければいけません。内臓疲労を抱えた状態で、どんなにリフレッシュに努めたとしても、根本的な解決にはならないのです。

ただ、疲れのやっかいなところは、病気などとは違い、我慢しようと思えばできてしまうところ。がんばり屋の人ほど、気力を振り絞って体を奮い立たせ、疲れを放置してしまう傾向があるのです。

ところが、これがくせもので、「悪い疲れ」を放っておくと、体だけでなく、**いずれ心や脳にも深刻なダメージを受けてしまう**のです。

「悪い疲れ」は、体に危険が迫っていることを知らせるアラーム。

「内臓に疲労がたまっているよ！　このままだと体も、心も、脳も、深刻なダメージを受けてしまうよ！」

このように、私たちの体は、内臓疲労がたまっていることを、「悪い疲れ」として感じさせ、必死に警告をしているわけです。

健康長寿を手に入れるためには、この**体からのアラームに素直に耳を傾ける**ことが大切です。

グッスリ眠っても、疲れがとれない――。そんな日が続いたときこそ、一度立ち止まり、自分の生活スタイルをじっくり見つめ直すことが必要なのです。

心と頭の「免疫力」——まずは腸の疲れをとりなさい！

健康長寿を脅かす悪い疲れは「内臓疲労」に原因がある——。

前項で、その理由がご理解いただけたと思います。

少々、難しい印象を持たれた方がいるかもしれませんが、話の本質はとてもシンプルです。内臓疲労といっても、注意すべきことは、たった1つだからです。

腸の疲れをとり除けば、悪い疲れ（内臓疲労）を解消できる——。

このように覚えておけば十分です。

腸は「すべての臓器の要」。腸が疲れてしまえば、ほかの臓器にも悪影響が及び、その弊害が必ず体に現れます。逆に、腸が元気であれば、ほかの臓器も元気に働いて、健康を保つことができるのです。

腸は、単に「消化」と「吸収」のための臓器ではありません。

「消化」「吸収」「排泄」「解毒」「合成」「浄血」「免疫」――。

腸は、健康を保つためにとても重要な7つの働きを担っているのです。その腸が疲れてしまい、7つの働きのうち1つでも機能しなくなると、どうなるでしょうか。

大変なことになるのです。具体的には、次のような弊害が現れます。

◎栄養が各細胞に行き渡らなくなる。
◎有害物質が体内に蓄積する。
◎ホルモンや消化酵素の合成が滞る。
◎血液が汚れる。
◎免疫力が低下する。

腸の疲れによって発生した異常事態は、あらゆる内臓の働きを低下させ、体はもちろん、**心や脳にも悪影響を及ぼす**のです。

内臓疲労というと難しく感じるかもしれませんが、とにかく「腸に疲れをためず、元気な状態を保つことが、健康長寿の近道」だということを理解してください。

うつや認知症も「長寿食」で防げる!?

日本人の約60パーセントもの人が疲れを感じている――。

文部科学省の疲労研究班は、このように推計を発表しています。しかも、半年以上も疲労が続いて悩んでいる人は、約40パーセントにものぼるというのです。

長引く疲労は、「内臓疲労」を抱えている証拠。日本は、国民の2人に1人が、内臓疲労を抱えている「疲労国家」になってしまっているのです。

このままでは、先行きが心配になります。一刻も早く手を打って、多くの人が疲

心と脳が元気になる「長寿食」とは？

長寿食 = 腸の疲れをとる食事

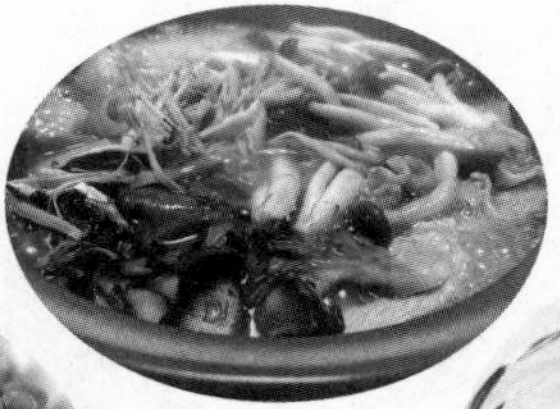

キノコ鍋

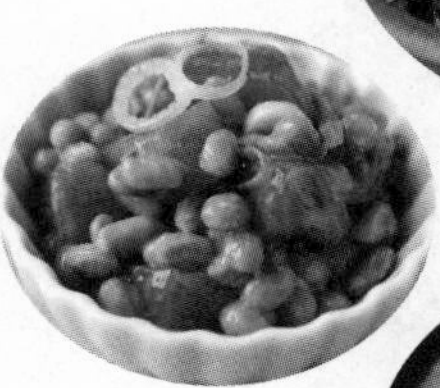

納豆
×
メカブ
×
マグロ

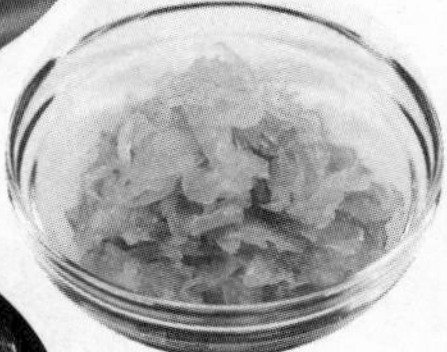

酢キャベツ

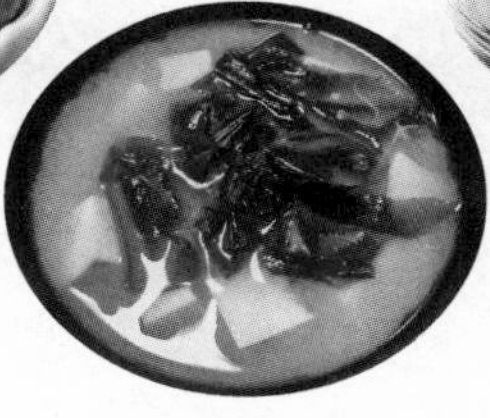

ワカメの味噌汁

健康長寿のコツ

まず、腸の疲れをとる
↓
内臓の疲れがとれる！
↓
体はもちろん、心と脳が元気に！

れから解放され、健康長寿の道を楽しく歩んでいくことを願っています。

みなさんに真っ先に取り組んでいただきたいのは、「食事を見直す」ことです。

睡眠や運動も大切ですが、内臓が疲れた状態では特効薬になりません。

内臓の疲れを解消するには、内臓を癒す食事をするのがいちばん。

そして、何よりも簡単で、何よりも効果が高いのが、**腸の疲れをとる食事**――つまり、**心と脳が元気になる「長寿食」**なのです。

内臓疲労は腸から広がっていきます。裏を返せば、腸の欲するものを食べるようにすれば、内臓全体を元気にすることができる、ということです。

たとえば、腸は食物繊維が大好物。食物繊維を豊富に含んだ食べ物を積極的に食べることで、腸は活性化していきます。腸がよろこぶ、おすすめの食べ物・食べ方は1章で詳しくご紹介しましょう。

もちろん、腸以外の内臓にもそれぞれの好物があります。副腎には副腎を癒す食事、肝臓には肝臓を癒す食事があるのです。

ただ、腸が疲れた状態で個別に内臓を癒そうとしても、あまり効果的ではありません。逆に、腸が元気な状態で、それぞれの内臓を癒す食事をすると、その効果は倍増します。

ですから、本書では、腸以外の内臓がよろこぶ、おすすめの食べ物・食べ方については4章でまとめて紹介します。

内臓疲労の解消には、とにもかくにも腸がよろこぶ食事をすること。

毎日の食事を「長寿食」にするだけで、「悪い疲れ」から解放され、体も心も脳もどんどん元気になり、健康長寿に近づいていくのです。

「モリモリ3兄弟」で元気がモリモリ出てくる！

今、薬局にはたくさんの種類の栄養ドリンクがドーンと目立つ場所に陳列されています。それはつまり、栄養ドリンクがよく売れることを表しています。

実際、体が泥のように重く感じるとき、睡眠が足りていないとき、気分をリフレッシュしたいとき……栄養ドリンクを飲む人は多いと思います。

たしかに、栄養ドリンクには、さまざまな栄養素が含まれています。

疲労回復に大事なビタミンB_1。脂質がエネルギーになるのを助けるビタミンB_2。摂取したたんぱく質をアミノ酸に分解するのを助けてくれるビタミンB_6。肝臓の働きを支えるタウリンといったアミノ酸。ほかにも生薬が含まれます。いかにも疲労回復によさそうです。

ただ、**栄養ドリンクだけ飲んでも効果は得られません**。

恒常的に体へ供給される、ビタミンB群を合成してくれるのは、腸に存在する腸内細菌だからです。腸が疲れた状態で、いくらビタミン含有のドリンクを飲んでも、疲労回復効果は一時的なものにすぎません。

たしかに、栄養ドリンクを飲むと頭がスッキリし、気分も高揚します。栄養ドリンクには、覚醒作用のあるカフェインとわずかなアルコールが含まれているからです。ただし、あくまでも「元気が出てきた気がする」程度のもので、疲労の根本解決にはならないのです。

それにもかかわらず、栄養ドリンクに頼り、無理を続ければどうなると思いますか。**疲労をますます蓄積させ、免疫力を低下させるだけ**です。栄養ドリンクをよく飲んで無理を重ねる人ほど、体は弱くなってしまうのです。

栄養ドリンクを1本飲むならば、腸がよろこぶ食事にお金をかけてください。

1つ、具体的な食事をご紹介しましょう。

おすすめは**「モリモリ3兄弟」**。元気がモリモリ出てくる3つの食材です。準備するのは、納豆とメカブとぶつ切りのマグロ。まず、納豆をよく混ぜて醤油で味つけをしたら、そこにメカブとマグロを入れて軽く混ぜます。

納豆やメカブといった、ネバネバした食品は疲労回復にうってつけの食材。腸の大好物である、食物繊維が豊富に含まれているからです。

マグロの赤身には、疲労回復に大事なアミノ酸や脂肪酸がたっぷりと含まれます。さらには、イミダゾールペプチドという疲労回復に効果の高い成分も豊富なのです。

野菜を切ったり、すりおろしたりする手間はありません。疲れているときは手間を省くのがいちばん。簡単にできる料理で疲労を解消しましょう。

「モリモリ3兄弟」をよく噛んで食べること。これだけで、高価な栄養ドリンクを1本飲むより、よほど高い疲労回復効果が期待できます。

あなたの「健康長寿度」を簡単チェック！

食生活の乱れやストレスが、腸を疲れさせる。

腸の疲労は、あらゆる内臓疲労へと広がり、健康長寿を脅かす「悪い疲れ」として体に現れます。それを放置したまま無理を重ねると、体の免疫力はどんどん低下していきます。

免疫力が低下した体とは、疲れやすく、病気になりやすい体のこと。風邪や胃腸炎、新型コロナウイルスにかかりやすいだけでなく、がんやアレルギー疾患をつくり出し、悪化させる原因になります。

それだけではありません。**うつ病や認知症など心と脳の病気を発症する危険性も高まってしまう**のです。

「悪い疲れ」を放置しないためにも、今あなたが感じている疲れは「いい疲れ」なのか、「悪い疲れ」なのか、きちんと判断することが大切になってきます。

いくつかチェックポイントがあるので、ご紹介しましょう。

まずは、睡眠の質です。

「悪い疲れ」の大きな特徴の1つが、一晩グッスリ眠っても疲れがとれないこと。寝つきや寝覚めが悪くなり、寝てもスッキリしない状態が続きます。朝起きたときに疲労感があるかどうかは、内臓疲労がたまっているかどうかの、大きな指標になるのです。

次に、鏡に映る自分の顔をよくチェックしてください。

いつもより肌がたるんでいたり、肌が黄色くくすんでいたりしないでしょうか。

「肌は内臓の鏡」です。内臓は日々、体内から毒素を出すために奮闘しています。肌にトラブルがあった場合は、内臓が疲れて働きが悪くなった結果、毒素が体にたまっている可能性があります。

また、**内臓疲労は心にも大きく影響**してきます。

詳しくは2章でお話ししますが、腸が疲れていると、やる気や活力が湧いてこなくなります。仕事や学校に行くのが億劫になったり、イライラしやすくなったり、笑うことが少なくなったりするのです。

ほかにも、さまざまなチェックポイントがあります。次ページに一覧でまとめましたので、当てはまる項目がないか確認してみてください。

1つでもチェックがつくようなら、黄色信号。内臓疲労を抱えていることが疑わ

「健康長寿度」のチェックリスト

1 睡眠

- □ 寝つき、寝覚めが悪い
- □ 眠りが浅い。夜中にトイレに行きたくなる

2 体調

- □ 風邪を引きやすい
- □ アレルギー症状がひどい
- □ 肩こりや腰痛がある

3 見た目

- □ 太っている
- □ 肌がたるんでいる

4 心

- □ だるい。働きたくない
- □ イライラしやすい。怒りっぽい
- □ 笑うことが少なくなった

5 食事

- □ 食欲が湧かない
- □ 食後に胃もたれがする
- □ 甘いものが食べたくなる

⇩

1つでもチェックがついたら、内臓が疲れている！

れます。これらのチェックポイントは、すべて**腸の疲労が各内臓に広がっていった際に起こってくる症状**だからです。

チェックがついたということは、自覚がなくても「悪い疲れ」を抱えている、ということになるのです。

腸が健康で活力のある状態であれば、「悪い疲れ」を感じることはなくなります。同時に、さまざまな病気を未然に防ぐことにもつながっていくのです。

1章

100歳でも元気な人は、何を食べているか？

――「腸」がよろこぶ長寿食

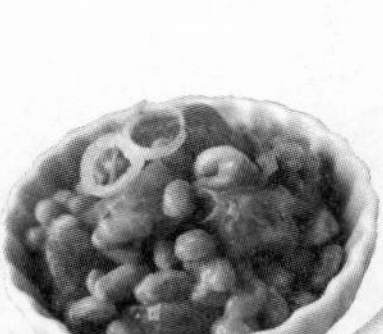

1

「腸の疲れ」がそのまま「脳の疲れ」になる

腸はすべての臓器の要であり、すべての内臓の祖先ともいえます。

生物が地球上に現れたのは、約38億年以上も前。たった1つの細胞からなる単細胞生物が出現し、複数の細胞を持つ多細胞生物が誕生しました。

多細胞生物はやがて1つの臓器をつくり出します。それが、腸です。

現在も、腸だけしか臓器を持たない腔腸動物《こうちょうどうぶつ》が海のなかに生きています。イソギンチャクやヒドラなどです。

腔腸動物は、脳も心臓も持ちません。口と肛門もわかれておらず、入り口から体内に入った食べ物を消化し、入り口から排出するという、まさに腸だけの単純な構造です。じつは、**人もこの腔腸動物から進化した生物**なのです。

腸はやがてさまざまな臓器を生み出しました。

栄養分を蓄える細胞が腸から分離して「肝臓」に。

血糖を調整するホルモンを分泌する細胞が分離して「膵臓」に。

食べ物を一時貯蔵するために腸の前部が「胃」に。

酸素を吸収する細胞が「肺」に。

腸の入り口にある神経の集合が「脳」に。

それぞれの働きに応じて、腸から新たな臓器が生み出され、より高度な生命活動を行なえるようになったのです。それが私たち人の体なのです。

現在、私たちの生命活動は、脳から出された指令に、各内臓がしたがうことで保たれています。しかし、そうした情報伝達は一方向ではありません。

じつは、**腸にも大脳に匹敵するほどの神経細胞が存在している**のです。そして、ときに脳の指令なしに自分の判断で迅速な指令を内臓諸器官にくだします。

腸のこうした能力は、腸内に有害物質や外敵が入った際など、生命の維持に直結する緊急時にとくに発揮されます。危機的な状況に応じて、適切かつ最速の処理を行なうためです。

体の司令塔は脳だけでなく、腸もその役目を担っているのです。

また、脳と腸は密接に連携しあっていて、脳で考えたことは腸に、腸で考えたことは脳に、双方向にダイレクトで伝達されています。

つまり、**腸の疲れは脳に、脳の疲れは腸に伝染する**——ということです。

腸が疲れれば、当然、脳とほかの内臓との情報伝達がうまくいかなくなります。すると、内臓の働きは滞り、疲労をはじめ、体や心のさまざまな不調を引き起こすことになるのです。

内臓疲労による「悪い疲れ」を解消するためには、腸こそが、すべての臓器の要である——ということをしっかりと意識して生活することが大切なのです。

2 結局、腸が元気なら「100歳でも元気の理由」

腸の疲れは、内臓、そして心や脳にまで影響を与えることがわかりました。

それは、腸があらゆる内臓の祖先だからだけではありません。全身の健康を左右する腸の7つの役割が乱れてくるからです。

第一は、食べたものを細かく分解する「**消化**」。

第二は、分解された栄養素を体内にとり込む「**吸収**」です。

消化と吸収がうまくいかなくなると、必要な栄養素を各細胞に届けられなくなります。エネルギーや栄養の不足による内臓疲労は、ここから起こってきます。

第三は「**排泄**」です。

健康な大便は約60パーセントが水分。残りの約20パーセントは腸内細菌とその死がい、約15パーセントは腸壁からはがれ落ちた粘膜細胞。約5パーセントが食べカスです。

大便には、体内で発生した老廃物や毒素、また食べ物と一緒にとり込んでしまった有害物質なども含まれます。排泄がうまくいかなくなり、便秘になると、有害物質を腸に長くため込んでしまうことになります。

第四は「**解毒**」です。

解毒は一般に「肝臓」の仕事と考えられていますが、腸も排泄により解毒を行なっています。また、腸には有害物質を検知するセンサーが備わっていて、有害物質に応じた解毒酵素を誘導し、無毒化しています。

第五は「**合成**」です。

腸には200種類100兆個もの腸内細菌がすんでいます。腸内細菌たちは、つねに重要な働きを行なっています。その1つが合成なのです。主に「酵素」「ビタミン」「ホルモン」など、生命の維持に不可欠な物質をつくり出すのを助けています。

第六は「**浄血**」です。

血液は酸素や栄養を運搬するのが主な役割です。ホルモンや免疫細胞を全身にめぐらせるとともに、体温や体液の浸透圧、水素イオン濃度（pH）などを保つ働きもあります。これらが乱れると、人は生命を維持できなくなります。

健康診断で血液を調べるのは、**体の状態を映し出す鏡**だからです。血液には、流される成分を選別する力がありません。ひたすらに、運搬のみを行なう運び屋なのです。

血液には、腸で消化吸収された栄養素が流される一方、腸に蓄積された有害物質も流されてしまいます。腸が慢性的な疲労を抱えて働きを低下させ、毒素をため込んでしまうと、たとえ体に悪い成分でも血液中にとり込まれてしまうのです。

腸から吸収されたものは肝臓に送られ、解毒作業が行なわれます。

しかし、毒素の量が多いと肝臓で処理しきれず、全身をめぐってしまいます。毒素は細胞を傷つけ、老化させます。

一方、腸での解毒作用が働けば血液はクリーンに保たれ、全身の細胞を守ることになるのです。

そして、第七の働きが「**免疫**」です。

私たちの免疫力の7割は腸でつくられています。人体において**腸は最大の免疫器官**なのです。

腸には食べ物や飲み物と一緒に病原体などの敵がたえず入り込んできます。それらを体内に吸収させないために、腸には多くの免疫機能が集まって外敵を倒して病気を防いでいるのです。

以上の7つの役割を腸が活発に行なってくれているからこそ、私たちは病気にならずに、元気に過ごすことができるのです。

3

慢性的な疲れには「納豆×ネバネバ食品」が効く

私たちの体にとって、いかに腸の働きが重要かご理解いただけたでしょうか。

ここからは、日々懸命に働いている**腸の疲れをとる食事**をご紹介しましょう。

腸を元気にする成分はいくつかありますが、いちばん重視したいのが「**短鎖脂肪酸**《たんさしぼうさん》」です。短鎖脂肪酸は、酢酸、酪酸、プロピオン酸などの総称です。

脂肪酸とは、脂質をつくる成分のこと。脂質というと、肥満の原因のようなイメージがあります。ただ、それは過度に摂取した場合です。本来は、体にとって必要不可欠な成分だということを忘れてはいけません。

脂質は、体を動かすエネルギー源になるのです。

体のすべての細胞を包む細胞膜や、ホルモンの原料にもなります。脳の細胞をつくっているのも脂質です。さらには、血液の成分にもなりますし、肌に潤いを与えるのも脂質なのです。

短鎖脂肪酸は、脂質をつくる脂肪酸の一種であり、腸内細菌たちによって生成されています。腸内細菌は、食物繊維やオリゴ糖をエサに発酵を起こし、短鎖脂肪酸を生み出します。生み出された短鎖脂肪酸は腸が元気よく働くためのエネルギー源にもなっていきます。

では、短鎖脂肪酸を増やすには何を食べればいいのでしょうか？

短鎖脂肪酸の原料——**「食物繊維」をそのまま食べればいい**のです。

食物繊維は腸内細菌の大好物です。食物繊維という大好きなエサが腸内に入ってくると、腸内細菌たちはたくさんの短鎖脂肪酸をつくり出すようになります。

食物繊維は、大きく2つのタイプにわけることができます。水に溶けるとドロドロのゲル状になる水溶性の食物繊維と、水には溶けないものの水を含むと膨張する不溶性の食物繊維です。

腸を元気にするスーパー成分「短鎖脂肪酸」

いちばん重要！

短鎖脂肪酸とは？

○腸内細菌が分解・発酵してできる物質。

○酢酸・酪酸・プロピオン酸の総称。

⇩

おすすめ長寿食は、これ！

自由に組み合わせよう！

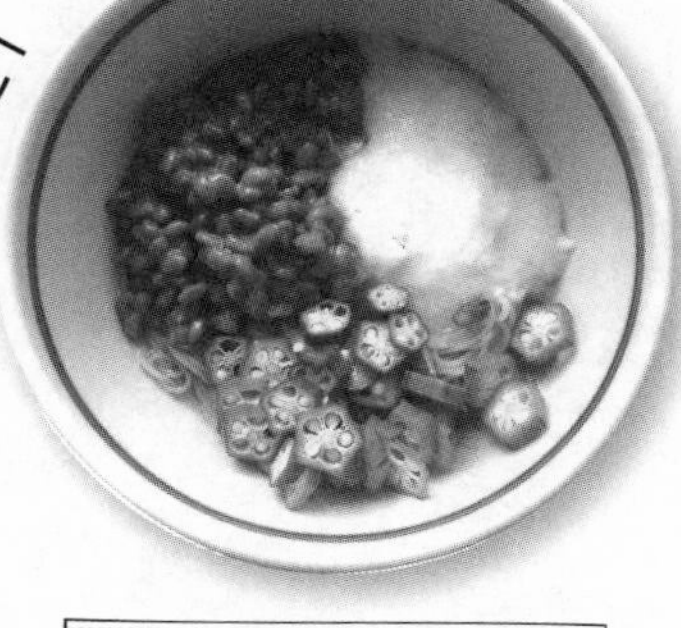

納豆
×
ヤマイモ
×
オクラ

ネバネバ食材

・ヤマイモ
・オクラ
・モロヘイヤ
・メカブ

ネバネバ3兄弟

腸内細菌のエサとなるのは、**主に水溶性の食物繊維**です。

水溶性の食物繊維は、海藻類やキノコ類、コンニャク、ニンニク、キャベツ、アボカド、リンゴなどに豊富です。納豆やヤマイモ、オクラ、モロヘイヤ、メカブなどネバネバした植物性食品にもたくさん含まれます。

水溶性の食物繊維が豊富な食品を、毎日意識して食べるようにするだけで、短鎖脂肪酸の生成量を簡単に増やすことができるのです。

私が毎朝欠かさず食べている料理は「**ネバネバ3兄弟**」です。

たくさんかき混ぜていっぱい糸を引かせた納豆に、ネバネバする食材を2つ加え、醤油で味つけするだけの簡単料理です。ネバネバ食材とは、ヤマイモ、オクラ、モロヘイヤ、メカブなどです。

この「ネバネバ3兄弟」を小鉢に山盛りにして、毎日食べていると、腸はとても元気になります。腸内細菌の生息数が増え、短鎖脂肪酸がたくさんつくられていくからです。

4 便秘を解消する「モズク酢」は、腸リフレッシュ食

酢酸、酪酸、プロピオン酸——これら短鎖脂肪酸を豊富に含む食材があります。

たとえば、酢酸は**お酢**に、酪酸は**バター**や**チーズ**などに、プロピオン酸は**味噌**や**醤油**、**チーズ**、**ワイン**などに含まれています。

短鎖脂肪酸は小腸の働きに重要な成分です。そのため、食べ物に含まれる短鎖脂肪酸は、小腸ですべて使われてしまいます。

とはいえ、大腸も短鎖脂肪酸をたくさん欲しています。腸管の働きを元気にして**排泄力を高めるためには、短鎖脂肪酸が必要**だからです。

短鎖脂肪酸には、大腸の蠕動《ぜんどう》運動と粘液の分泌をコントロールし、サポートする作用があります。蠕動運動とは、腸管の「縮んではゆるみ」を繰り返し、内容物を

前へ前へと押し出す動きのことです。

蠕動運動の際、腸の内容物が腸壁の細胞を傷つけずにスムーズに動けるよう、粘液が分泌されます。大便が大腸にたまらないようにするには、蠕動運動と粘液の分泌が重要なのです。

大腸におけるこの2つの働きが高まれば、便秘になることはまずありません。便秘は腸の働きを悪くし、疲労させる最凶の危険因子です。

体内の有害物質は、およそ75パーセントが大便とともに排泄されます。残りの20パーセントは尿や毛髪、5パーセントが汗や皮脂とともに出されます。

つまり、有害物質のほとんどが、大便となって外に出ているのです。便秘になると大量の有害物質を腸に抱え込むことになります。

また大腸は大便をつくる際に、余分な水分を体に吸収させます。消化されてビチャビチャになった内容物を固形化し、大便へと形づくるためです。

水分を体に吸収させる際に、大腸内に有害物質が大量にあると、有害物質ごと体にとり込まれ、血液中に流れ出てしまいます。とり込まれた有害物質は全身をめぐり、細胞を傷つけ、劣化させます。そこからがん細胞などの病気のもとが発生することも多いのです。

これが**「便秘は万病のもと」**といわれる理由です。たかが便秘、とあまくみてはいけないのです。

腸の健康度は、毎日、決まった時間に排便があるかどうかで、そして大便の形状でも知ることができます。理想の大便とは、次のような形状です。

「量はバナナ3本分（約300グラム）、便切れがさわやかで、練り歯磨きや味噌の固さ、黄褐色で匂いはかすか、ゆっくり水に沈む」

こうした大便が毎日出ていれば、腸が元気な証拠。逆に便秘気味で、気持ちよく大便が出ていないならば、理想の大便を出す努力をしていきましょう。

便秘の解消に、手軽で即効性があるのが**「モズク酢」**。

お酢の酢酸には、小腸をさっと活気づける作用があります。同時に、モズクに含まれる豊富な水溶性食物繊維が、腸内細菌の良質なエサになります。腸内細菌が増えれば、そのぶん短鎖脂肪酸の生成量も増えます。

「酢酸＋水溶性食物繊維」のコンビネーションは、小腸から大腸までを連携して元気にしてくれるのです。

今は、味つけされたモズク酢がパック入りになって、スーパーでもコンビニエンスストアでも売られています。調理がどうしても面倒なときは、活用してもよいでしょう。

ただし、ほとんどの加工食品には食品添加物や果糖ブドウ糖液糖が含まれます。こうした食品添加物はできる限り避けたいもの。

理想はやはり手づくりです。レシピは簡単に**お酢と醤油とモズクをあえるだけ**。糖分は入れないのでちょっと酸っぱいですが、健康的でおいしいモズク酢が、すぐにできあがります。

腸の疲労改善の第一歩を、お手軽なモズク酢から始めてはいかがでしょうか。

腸をリフレッシュする食材をとろう！

短鎖脂肪酸

酢酸

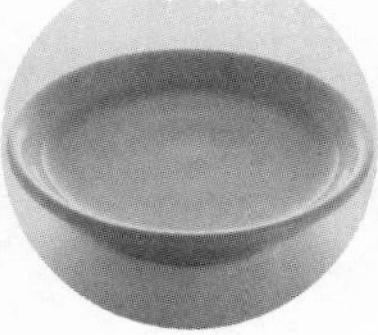

お酢

酪酸

バター、チーズなど

プロピオン酸

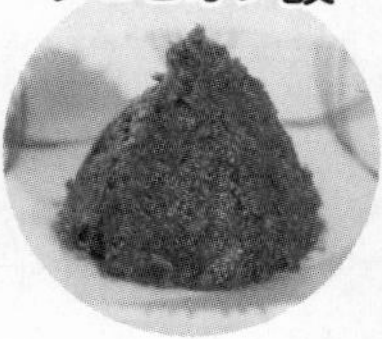

味噌、醤油など

おすすめ長寿食は、これ！

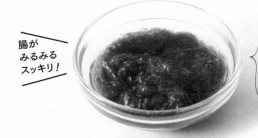

腸が
みるみる
スッキリ！

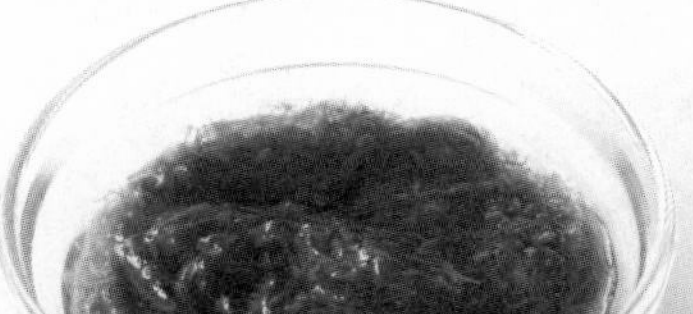

お酢
×
醤油
×
モズク

モズク酢

5 老化の元凶――活性酸素を「無毒化する食べ方」

そもそも私たちの体を動かすエネルギーはどこから湧いてくるのでしょう。

じつは、私たちの体のエネルギー産生のしくみを知ることで、体と心、そして脳をむしばむ悪玉物質がわかります。

私たちの体のエネルギーを産生する場所は2つ。

1つは、それぞれの細胞に存在する細胞質です。ここでのエネルギー生成系を「解糖系」といいます。私はわかりやすく「**解糖エンジン**」と呼んでいます。

解糖エンジンは、1つのブドウ糖から2つのATPをつくり出します。ATPとは「アデノシン3リン酸」の略で、一言でいうと**エネルギー源**です。

解糖エンジンの特徴は、エネルギーが必要になったときに血液中のブドウ糖を使い、瞬時にATPを生み出せること。

酸素をまったく必要とせず、1つのブドウ糖から2つのATPをつくり出す**瞬発力が魅力**です。ただし、効率の悪さが欠点でもあります。

たとえるなら、スポーツカーに搭載されているエンジンです。馬力はあるけれども燃費が悪く、排気ガスもたくさん出すエンジンを想像してください。

もう1つのエネルギー生成の現場は、ミトコンドリアです。私は、解糖エンジンに対応させて**「ミトコンドリアエンジン」**と呼んでいます。

ミトコンドリアは、1つの細胞に数百から数千個も存在しています。ミトコンドリアエンジンは、酸素を使って、1つのブドウ糖から38個ものATPをつくり出します。

そのしくみは、次の通りです。まず解糖エンジンでつくられた物質が、ミトコンドリアの内部に運ばれます。その後、クエン酸回路（TCAサイクルとも）などの反応を経て、たくさんのATPを生み出していくのです。

その際、必要となるブドウ糖の量はごくわずか。ただし、クエン酸回路では多くのビタミンやミネラル、大量の酸素が必要となります。

ミトコンドリアエンジンは、解糖系のような瞬発力はないものの、**持続的にたくさんのエネルギーをつくり出すことができる**のです。

たとえるなら、少ない燃料で長距離を走ることができる最新式のエンジン。まるで、日本産のファミリーカーのようです。

このように、ミトコンドリアエンジンは、解糖エンジンと比較すると、非常に効率のよいエンジンです。ただし、1つ注意点があります。

それは、ミトコンドリアエンジンが酸素を利用するエンジン、という点です。

じつは、ミトコンドリアエンジンがエネルギーを生み出す際に、約2パーセントの酸素が、「活性酸素」に変わってしまうのです。

この**活性酸素こそ、私たちの体をむしばむ悪玉物質**です。活性酸素は、細胞を老化させるのです。

細胞の老化は、当然、内臓の老化にもつながります。老化した内臓は内臓疲労をため込みやすくなってしまうのです。

ただ、活性酸素が人体に有害になるのは過剰に発生してしまったとき。過剰に発生した活性酸素は、がんや生活習慣病、老化などさまざまな病気の原因であるといわれています。

こうした状態を防ぐため、人体の各組織には抗酸化酵素と呼ばれる活性酸素を無害化してくれる物質が存在しています。代表的なものでは、カタラーゼ、スーパーオキシドディスムターゼ、ペルオキシダーゼなどが知られています。

100歳まで元気に過ごすためには、活性酸素の生成と抗酸化酵素による消去の均衡を保つために、生活習慣の改善をすること。

同時に、活性酸素を除去してくれる食べ物を積極的にとり入れることが必要になってくるのです。

6 最強の抗酸化食材・トマトで「内臓のサビとり」！

活性酸素はどのように、私たちの体を老化させるのでしょうか？

活性酸素は、私たちの体の細胞や各組織を「**酸化**」させます。

酸化とはサビることです。たとえば、リンゴの皮をむいて放置すると茶色に変わり、パサパサしてきます。がんじょうな鉄も、長期間屋外に放置していると、赤く変色してボロボロになります。いずれも、空気中の酸素が起こした酸化です。

活性酸素は酸素よりもはるかに強い酸化力を持っています。

活性酸素を浴びると、細胞はリンゴが茶色くなるように酸化していき、それを長期間放置すれば、ボロボロの鉄のように劣化した状態になってしまうのです。

私たちの体は、加齢とともに老化します。ただし、老化の真の原因とは加齢ではありません。酸化なのです。

細胞の酸化が加齢とともに進むことで、細胞はもとの働きを十分に行なえないほど劣化し、属する内臓や組織の働きを衰えさせます。これを老化というのです。

ですから、酸化を防ぐ食品——抗酸化力の強い食べ物をとることが大切です。

何よりもおすすめなのが、トマトです。

「トマトが赤くなると医者が青くなる」——とは、有名なヨーロッパの俗諺《ぞくげん》です。

実際、真っ赤なトマトを食べると、元気が出てきます。単なる気持ちの問題ではありません。トマトの「赤い成分」が、本当にあなたを元気にしてくれるのです。「赤い成分」の正体は「リコピン」。リコピンは、抗酸化作用の高い代表的な成分として知られる**「ビタミンE」の100倍もの抗酸化力**を持っているといわれています。体内のサビとりにぴったりの食品なのです。

疲れを抱えやすい現代人にとって、トマトは毎日でも食べたい食材の1つ。せっかく食べるのならば、リコピンを効率的に摂取したいものです。

リコピンを効率的に摂取する方法は2つあります。

第一には、トマトを食べる時間帯です。

食品会社のカゴメが「トマトジュースを飲むとき、朝昼晩、どの時間帯がリコピンの吸収率がよいか」と試験研究をしています。結果、朝がもっとも吸収がよいことがわかりました。

つまり、疲労回復や抗酸化力を期待して**トマトを食べるならば、朝食がもっとも効果的**なのです。

第二には、トマトの食べ方です。

リコピンは「脂溶性」の栄養成分です。脂溶性とは、水に溶けにくく油脂に溶けやすい性質のこと。つまり、**油や脂肪と一緒にとる**と、体への吸収率が高まります。

忙しい朝、調理時間がないという人も簡単にできるトマト料理はいろいろあります。私が好きなのは、「トマトと卵の炒めもの」です。

トマトをザクザク切ってエクストラ・ヴァージン・オリーブオイルで軽く炒めま

老化を防ぐ最強食材──トマト

「老化の仕組み」を知ろう

体内で**活性酸素**が発生！

↓

細胞や組織が**酸化**！

↓

細胞の**劣化**！

↓

内臓や組織の**衰え**！

↓

老化

おすすめ長寿食は、これ！

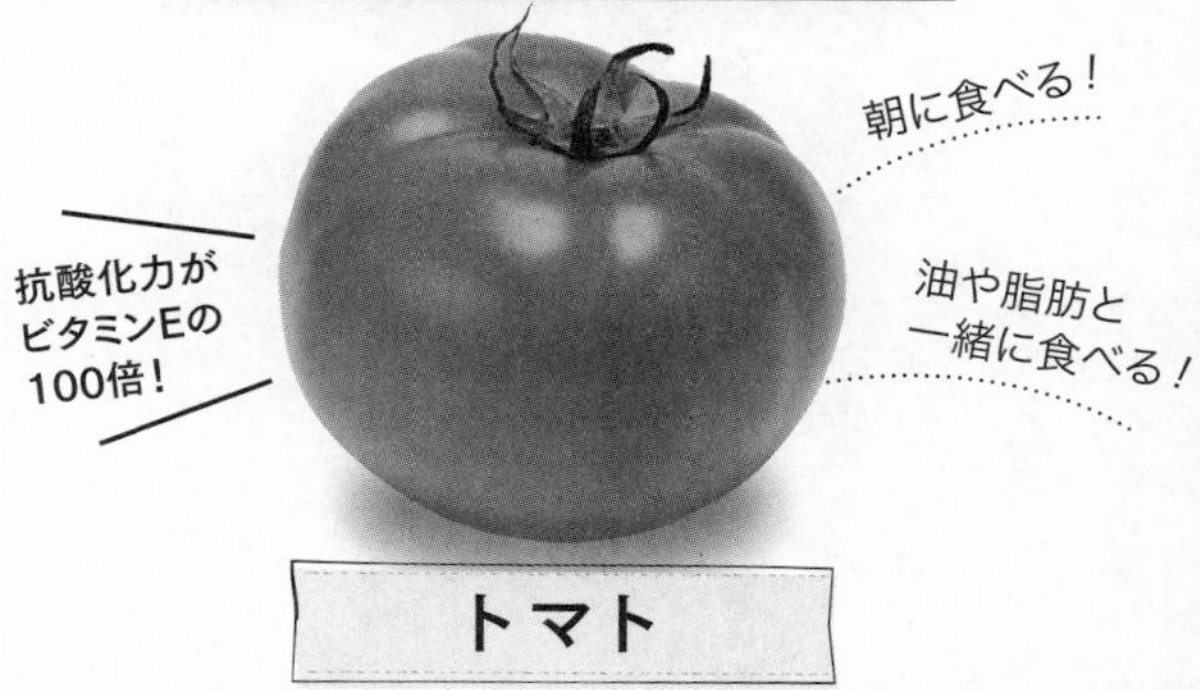

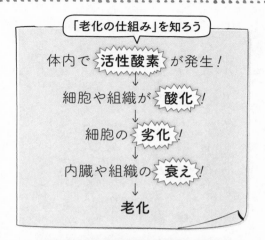

朝に食べる！
抗酸化力がビタミンEの100倍！
油や脂肪と一緒に食べる！
トマト

す。そのフライパンに溶き卵を流し込んで軽く混ぜるだけ。味つけは塩コショウのみ。調理時間はわずか5分です。

料理が手間であれば、ミニトマト数個に亜麻仁油をかけて食べるのでもOK。後述しますが、亜麻仁油は健康によいおすすめの油です。

また、トマトジュースに亜麻仁油をほんの少したらして飲むだけでもOKです。ただし、トマトジュースは原材料が国産トマトと塩だけのものを選んでください。無塩タイプならばなおよいでしょう。

トマトには**小腸を元気にするグルタミン酸**も多く含まれます。

グルタミン酸は小腸の大好物であり、小腸粘膜のエネルギー源になります。実際、グルタミン酸はほとんどが小腸で使われます。ちなみに、グルタミン酸は旨みの成分で、昆布やワカメなどの海藻類、豆腐や納豆などの大豆食品にも豊富です。

とくに納豆の「ネバネバ」には注目です。あのネバネバもグルタミン酸です。ですから、たくさんかき混ぜて糸をいっぱいひかせたほうが、空気を含んで舌触りがよくなり、かつ小腸の活性化にもつながります。

内臓疲労の回復×小腸の活性化——**「トマト納豆」は最高の疲労回復食**です。

たくさん混ぜた納豆に、醤油と亜麻仁油で味をつけ、一口大に切ったトマトを加えて軽く混ぜればできあがり。青ネギと白ゴマを散らせば健康効果はより高まるでしょう。たった3分という調理時間ながら、疲労回復効果はバツグンです。

7 疲労に効く野菜は「色み」「苦み」「辛み」「香り」が強いもの

疲労の原因物質は、長い間「乳酸」だと信じられてきました。

乳酸とは、解糖エンジンがエネルギーをつくり出す際に発生する副産物のこと。

これまでは、体内に乳酸がたまることが疲労の原因——といわれてきたのです。

ところが、近年の研究で、**「乳酸=疲労物質」の説は大きな間違い**であったことがわかりました。むしろ、乳酸は糖質の分解や、私たちの体が生み出したエネルギーの再利用の際に使われる、体に有効な物質だったのです。

真の疲労物質は活性酸素です。

もっといえば、活性酸素によって体の老化が進んでしまうことが原因です。活性酸素によって傷ついた内臓は、いわばサビて汚れている状態。サビてしまった内臓は、どんどん働きを鈍くします。

じつは、**内臓のサビをピカピカに磨いてくれる食べ物**があります。

「色み」「苦み」「辛み」「香り」の強い野菜や果物です。

「色み」「苦み」「辛み」「香り」の成分には、活性酸素を消す働き、抗酸化作用があるのです。その成分を「フィトケミカル」といいます。「フィト」とはギリシャ語で植物、「ケミカル」は化学物質という意味を表します。

体内にフィトケミカルがたくさんめぐっていると、活性酸素は細胞を酸化させる前にフィトケミカルと結びついて消去されるのです。

「フィトケミカル」で細胞の老化を防ぐ！

フィトケミカルが豊富な7色の野菜

	成分		食品
赤	リコピン	➡	・トマト　・スイカ
	カプサイシン	➡	・パプリカ　・唐辛子
橙	プロビタミンA	➡	・カボチャ　・ニンジン
	ゼアキサンチン	➡	・マンゴー　・ブロッコリー
黄	フラボノイド	➡	・タマネギ　・イチョウ葉
	ルテイン	➡	・トウモロコシ　・マリーゴールド
緑	クロロフィル	➡	・ホウレン草　・モロヘイヤ
紫	アントシアニン	➡	・ブルーベリー　・ナス
黒	クロロゲン酸	➡	・ゴボウ　・ジャガイモ
	カテキン	➡	・緑茶　・ワイン
白	イソチオシアネート	➡	・キャベツ　・大根
	硫化アリル	➡	・ニンニク　・ネギ

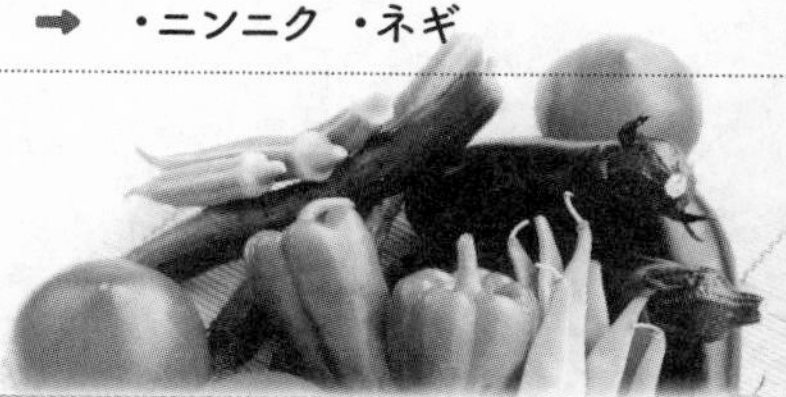

フィトケミカルを持つのは、すべて植物性の食品です。

植物が二酸化炭素を吸収して酸素を排出することは、よく知られていること。酸素は活性酸素に変質しやすく、植物にとっても危険な物質です。そこで植物は、自分の身を守るためにフィトケミカルを大量に持つようになりました。

植物にとって、フィトケミカルは外敵から身を守る役割があります。植物は動くことができません。虫や動物にすべてを食べつくされないためには、防御する盾が必要です。植物が持つ刺激的な「色み」「苦み」「辛み」「香り」は、外敵から身を守る役割をはたすのです。

ですから、フィトケミカルの豊富な野菜や果物を選ぶには、**「色み」「苦み」「辛み」「香り」が強いもの**がおすすめ。

たとえば、カボチャやニンジンなどの「色み」、ゴーヤやピーマンなどの「苦み」、唐辛子やショウガなどの「辛み」、ニンニクやシソなどの「香り」は、内臓疲労を回復させる、まさに秘薬となるのです。

ほかにも61ページに掲載しているような刺激のある味や濃い色を持つ野菜や果物を積極的に食べれば、フィトケミカルをたくさん摂取することができます。

また、同じ野菜でもハウス栽培された季節外れの野菜より、太陽をたくさん浴びて育った露地栽培の旬の野菜のほうが、フィトケミカルの含有量は多くなります。

たとえば1年中出回っているトマトはわかりやすい例です。露地栽培で夏に収穫されたものと、冬にハウス栽培されたものでは、フィトケミカルの含有量は違ってくるということです。

8 健康長寿の食卓には、必ず「薬味」が1品ある

文明社会に生きる私たちの体は、活性酸素が発生しやすい体になっています。

私たちの体を構成する細胞は、1万年前から変わっていません。1万年前とは、

人が野山を裸同然の姿で走り回っていた時代。1万年前にはなかった物質が体に入ってきたり、皮膚に触れたりすることが体によいはずがありません。

たとえば、いつでも好きなときに手軽に食べられる加工食品には、食品添加物がたくさん含まれています。

「化学調味料」「合成着色料」「人工甘味料」「人工保存料」「香料」……挙げだしたらキリがありません。化学的につくられた食品添加物は、当然、1万年前にはなかったもの。こうした**食品添加物を摂取することも、活性酸素を発生させる原因**になるのです。

食品添加物を容認する人たちは、「食品の腐敗を防いで食中毒を起こさないために必要だ」といいます。

裏を返せば、「食中毒を防ぐために、活性酸素を発生させる化学物質を消費者は摂取させられている」ということです。

消費者である私たちは、もっと賢くならなければいけません。

加工食品はできるだけ避けたいもの。そこで、食事は簡単でよいので、手づくりにしましょう。手づくりでも食中毒菌が繁殖する前に食べてしまえば、食中毒になることはまずありえません。

フィトケミカルをたっぷり含んだ野菜を食べれば、活性酸素を消去することもできます。食中毒菌と活性酸素という2つの健康悪を体内に生じさせずにすむのです。

また、食卓には**「辛み」の強い野菜を1つ**加えてみてください。

辛み成分は、抗酸化力の高い「イソチオシアネート」や「アリシン」といったフィトケミカルです。抗酸化作用はもちろん、殺菌作用、免疫増強効果があるため、食中毒の予防にもなります。

イソチオシアネートは、キャベツや大根、ワサビ、ブロッコリー、菜の花、カイワレ大根などのスプラウト類に豊富です。

この成分には血液をサラサラにし、悪玉コレステロールの増えすぎを抑える作用もあります。大腸にいる大腸菌やウェルシュ菌、胃にいるピロリ菌など、増えすぎると体に悪い働きをする**悪玉菌たちの増殖を抑える働き**も持ちます。

ただ、イソチオシアネートは熱に弱く、加熱すると働きが失われてしまいます。生のまま食べられるものは生のまま、加熱が必要なブロッコリーや菜の花などはサッとゆでて食べましょう。

一方、アリシンはネギやタマネギ、ニラ、ニンニクなどに豊富です。これらの野菜の独特な刺激臭や辛さの成分がアリシンです。

アリシンは、加熱の有無によって健康効果が違ってきます。

生のまま摂取すれば、胃がんや大腸がんを予防し、抗菌効果を発揮します。

ただ、生で食べると胃への刺激が強いため、大量には食べすぎてはいけません。**ニンニクならばひとかけをすり下ろしてお刺身などと一緒に食べる**とよいでしょう。

加熱する際は、豚肉や大豆食品などビタミンB_1を多く含む食品と一緒に調理するのがおすすめ。

加熱すると、アリシンの本来の力は失われてしまいます。そこで、ビタミンB_1を含む食品と加熱します。すると、熱に強い「アリチアミン」という栄養素を新たに出すことができるのです。アリチアミンは、アリシンと同じような働きをしてくれます。

イソチオシアネートやアリシンを含んだ野菜を毎日食べることで、スタミナがついて疲れにくくなります。**疲労回復効果が高いビタミンB1を、体に長くとどめてくれる**作用があるからです。

イソチオシアネートやアリシンは辛み成分ですから、薬味になる野菜に多く含まれます。食卓にはネギや大根おろし、ニンニクのすりおろしなどの薬味を1品はのせるようにする。そして、サラダにはスプラウト類を使うようにする。

それだけでも、疲労回復効果がぐんと増していきます。

9 高血圧予防――「お酢の効果」はわずか数日で現れる！

お酢には数々の健康効果が認められています。

もっとも有名なのは高血圧予防です。

お酢の酢酸には、**血圧の上昇を抑える働き**があるのです。酢を大さじ1杯（15ミリリットル）を、毎日とると血圧が下がることが確認されています。大さじ2杯とれば、その効果はわずか数日で現れます。

ただし、酢をやめてしまうと、血圧はもとの状態に戻ってしまいます。少し大変ですが、**毎日大さじ1〜2杯をとる**ことが大切です。

「高血圧対策には塩分を控えなさい」とよくいわれますが、酢を毎日とったほうが、目に見える効果が実感できるでしょう。

また、血中の総コレステロール値が高い人を対象にした実験でも、酢の健康効果が実証されています。

酢を毎日大さじ1杯とった人はそうでない人に比べ、血中の総コレステロール値が低下していたのです。さらに、酢をとることでカルシウムの吸収率が高まるので骨粗しょう症予防にもなります。

私がとくに注目しているのは、**お酢の腸内環境を整える効果**についてです。

私たちの腸には、約200種100兆個もの細菌がすんでいます。彼らは仲間の細菌たちと集団をつくって生息しています。その姿はまるで色とりどりの花が咲き誇るように美しいことから「腸内フローラ」と呼ばれています。

腸内細菌は、その働き方から便宜上「善玉菌」「悪玉菌」「日和見菌《ひよりみ》」と分類されています。腸内フローラは「日和見菌7割、善玉菌2割、悪玉菌1割」が理想のバランスです。

腸内フローラが理想のバランスに保たれていると、腸内環境は整います。短鎖脂肪酸をたくさんつくり出せるので、腸の働きがより活発になります。

お酢には、**ビフィズス菌のエサになる「グルコン酸」が豊富**です。ビフィズス菌は善玉菌を代表する仲間の一種で、嫌気性という酸素を嫌う性質を持ちます。よって、酸素の少ない大腸内に多く存在します。

お酢に含まれるグルコン酸を大腸に送ってあげることは、善玉菌の繁殖力を高める効果があるのです。じつは、大腸内は、もともと悪玉菌が繁殖しやすい環境にあります。悪玉菌は大便をエサに繁殖していくからです。

悪玉菌が優勢になると、大腸内での腐敗が進み、有害物質をつくり出します。有害物質は腸壁の働きを滞らせ、腸のなかを汚します。そうして悪玉菌たちは、自分たちがすみよい環境をつくっていきます。

しかし、ビフィズス菌のような善玉菌が大腸内で繁殖していると、悪玉菌は異常増殖できなくなります。腸内フローラが善玉菌優勢に整うと、短鎖脂肪酸の生成量が高まるからです。

短鎖脂肪酸は酸性の性質を持つため、善玉菌が増えれば腸壁が酸性に整います。悪玉菌は中性からアルカリ性の環境を好み、酸性の場所では増殖力を停滞させます。反対に、善玉菌は酸性の場所を好み、増殖力を高めるのです。

こうした理想の腸内環境を築くうえで、お酢のグルコン酸はとても有効なのです。

ただ、お酢がいくら腸の健康によいといっても、原液のまま飲んではいけません。酸が強いあまり、口の中や食道、胃の粘膜などを荒らしてしまいます。

私は酢の物にして摂取しますが、ドリンクにして飲む人もいるでしょう。最近は「そのまま飲める酢」も多く流通しています。

ただ、市販で売られている「そのまま飲める酢」は飲みやすいように、食品添加物や合成甘味料が加えられていることがあります。

それならば、添加物を含まない**リンゴ酢などのフルーツ酢**に、大さじ1杯のハチミツを加え、お湯で割って飲んではいかがでしょうか。お湯で割ると腸が温まり、蠕動運動も活発になります。

1日1杯、リンゴ酢のお湯割りを飲むだけでも、腸は驚くほど元気になってくるでしょう。

10 「酢キャベツ」で腸内に「ヤセ菌」が増える！

腸内細菌のなかで、もっとも数と種類が多いのが日和見菌です。

日和見菌とは、その名の通り、善玉菌と悪玉菌の形勢を見て、有利なほうの味方をする菌たちのことです。

日和見菌が腸内フローラのおよそ7割を占めます。そのため、腸内フローラをわずかでも善玉菌が優勢な状態にできれば、日和見菌がなだれを打って善玉菌に味方をするようになります。すると、腸内フローラはいっきに善玉化してくれるのです。

また、**人の体型を決めているのも、日和見菌**であることがわかってきました。

日和見菌には、「フィルミクテス門」というグループに属する細菌と、「バクテロイデス門」に属する細菌がいます。

このうちフィルミクテス門のグループには、糖類を代謝する遺伝子の多い菌種が目立ちます。宿主が食事をすると、糖質を強くとり立てて、腸から吸収させるのです。その性質から、私は、フィルミクテス門のグループに属する菌たちのことを「**デブ菌**」と呼んでいます。

デブ菌が腸内で優勢になると、食事制限をしても太りやすくなってしまいます。体内で消費されなかった糖質が、脂肪に変換され、体に蓄えられてしまうためです。

一方、バクテロイデス門に属する細菌たちは、デブ菌のように食べ物から糖質をしつこくとり出すことをしません。よって、この菌が優勢の腸では糖質の吸収率が低くなります。

糖質がムダに体をめぐらず、脂肪に変換されることもなくなるので、やせやすい体質が築かれるのです。そこで私は、バクテロイデス門のグループを「**ヤセ菌**」と呼んでいます。

デブ菌とヤセ菌は、トレードオフの関係にあります。デブ菌が増えればヤセ菌が減り、ヤセ菌が増えればデブ菌が減ります。両者ともに、腸内で勢力争いをしているのです。


太っている人ほど疲れやすく、老けやすい——のは事実です。

その原因はぜい肉の正体にあります。

ぜい肉の正体は、エネルギー源として使われなかったブドウ糖や脂質が、脂肪細胞に蓄えられたもの。太っているということは、エネルギーの産生能力が低い証拠なのです。

つまり、太っている人はエネルギー不足を起こしやすく、疲れやすい。しかも、体内では活性酸素が発生しやすくなっているため、老化しやすいのです。

1万年前の環境になかったものは、活性酸素を発生させる原因です。

人間は、度重なる飢餓を乗り越えて進化してきた生物です。現代のように飽食の時代をすごすようになったのは、人類７００万年の進化史のなかでほんの数十年のこと。

肥満は、人体がはじめて遭遇する異常事態なのです。

そのため体が脂肪で覆われると、余剰分の脂肪に反応し、活性酸素がたえず充満してしまいます。これが、肥満と疲労、そして老化が深く結びついている理由の１つです。

また、内臓に脂肪がつけば、内臓の働きも悪くなります。１００歳まで元気に過ごすためには、ヤセ菌優勢の腸内環境をつくることも重要なのです。

ではどうすれば、ヤセ菌優勢の腸をつくれるのでしょうか。

ヤセ菌は善玉菌に味方する傾向の強い菌です。善玉菌と好物が似ています。反対に、デブ菌は悪玉菌と同じような食事を好物とします。

菌は、好物となるエサを大量に得たとき、増殖力を高める性質を持っています。

つまり、ヤセ菌優勢の腸をつくるには、**善玉菌を増やす食事を心がければよい**ことになります。

善玉菌とヤセ菌は、高食物繊維・低脂肪の食事を好みます。とくに食物繊維が大好きです。また、善玉菌は酢のなかのグルコン酸も好物とします。

「食物繊維×酢」の組み合わせは、ヤセ体質になるためのゴールデンコンビでもあるのです。

一押しのメニューは「**酢キャベツ**」です。千切りのキャベツを酢で漬けるだけの簡単料理です。手軽さとは裏腹に、ヤセ菌を増やす効果はバツグンです。

以前、私は日本テレビの『**世界一受けたい授業**』に出演し、ヤセ菌とデブ菌についてお話ししました。そのとき放送されたのは1人だけの結果でしたが、実際には、4人のタレントさんに「酢キャベツを2週間食べてもらう実験」を行なっています。

結果、すべての人のヤセ菌が増えました。

しかも、テレビで放映された女性アスリートは、ウエストが大幅に細くなるという目に見える効果を得られました。

腸に「ヤセ菌が多い人」ほど健康長寿!

おすすめ長寿食は、これ!

「ヤセ菌」が増える!

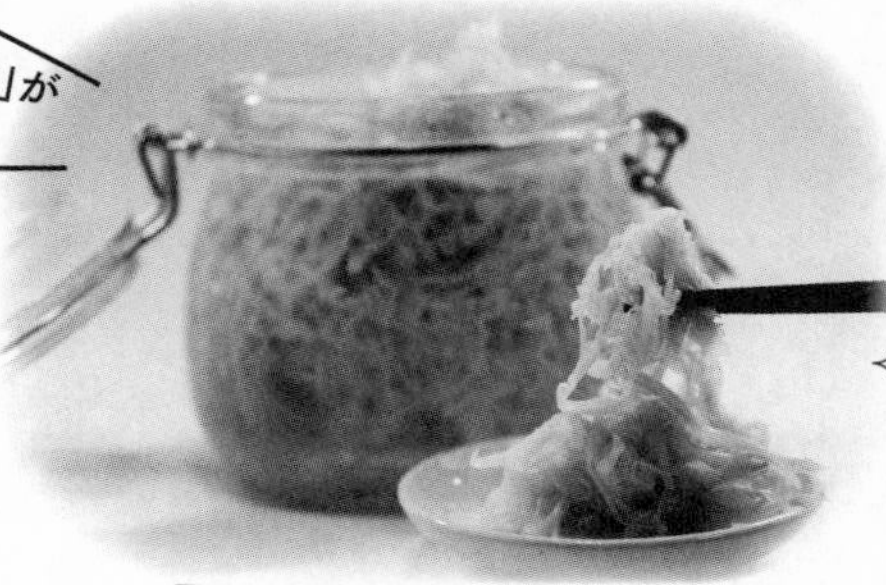

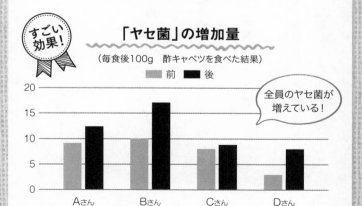

食物繊維×お酢

酢キャベツ

すごい効果!

「ヤセ菌」の増加量

(毎食後100g　酢キャベツを食べた結果)

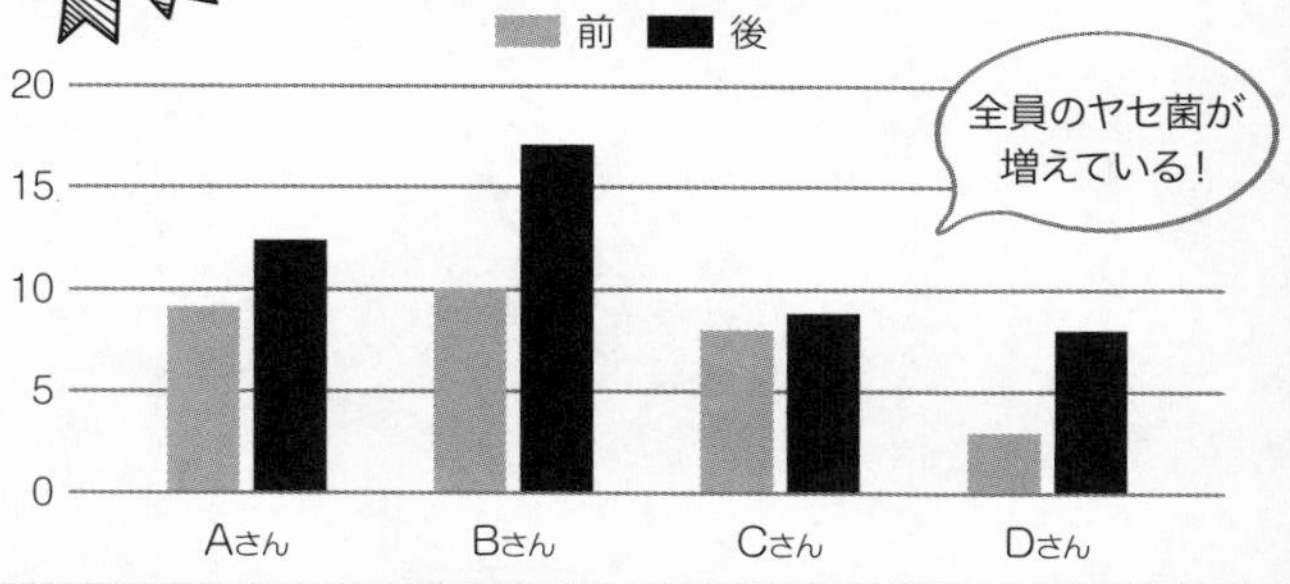

食事制限はいっさい行なっていません。タレントさんですから、食生活が乱れている人もいました。そんな食事に気をつかっていない人たちの腸内でも、酢キャベツを毎日食べるだけでヤセ菌が増殖したのです。

11 「食前キャベツ」で免疫力がみるみるアップ！

私は「食前キャベツ」と称して、**食事の前に小皿1杯分の生キャベツを食べること**を習慣にしています。

この食前キャベツにも、腸を元気にして、やせやすい体質をつくる大きな効果があります。およそ10年間は続けているでしょうか。

きっかけは、恥ずかしながら、血糖値が高くなってしまった経験にあります。

糖尿病は命を縮める病の1つです。けっして放置してよい病ではありません。

そこで、糖質制限と食前キャベツを始めたところ、わずか2カ月で体重が10キロも減り、血糖値も正常範囲に下がりました。以来、太ることも、血糖値が高くなることもなくなりました。

なぜ、食前キャベツがよいのでしょうか。

キャベツは抗酸化力に優れた野菜です。抗酸化力ナンバー1がニンニクであり、ナンバー2がキャベツです。

キャベツの魅力は、量をしっかり食べられること。ニンニクを小皿1杯分も食べることはできません。ですが、キャベツならばペロリとたいらげられます。

食事の最初にキャベツを小皿1杯食べることで、たくさんのフィトケミカルを摂取できるので、活性酸素に対処できる体になります。

また、キャベツには食物繊維が豊富です。食物繊維をまず胃に入れてあげると、そのあとにやってくる**糖質や脂質の吸収をゆるやかにできる**のです。

しかも、キャベツは胃腸の健康にとてもよいビタミンUを持ちます。「キャベジン」

という有名な胃腸薬がありますが、その有効成分がビタミンUです。

ビタミンUは、キャベツの絞り汁から潰瘍を抑える成分として発見されました。胃酸の分泌を抑え、胃腸の粘膜の修復を助けるとともに、胃潰瘍や十二指腸潰瘍を予防する作用があります。

さらに、キャベツにはビタミンCも豊富。

ビタミンCは免疫細胞の働きを活性化する作用があります。風邪などの感染症予防や老化予防に役立ちますし、疲労回復にも大事な成分です。そのビタミンCが、キャベツの葉4枚で1日の必要分を摂取できます。

キャベツのすごい栄養はまだまだあります。ビタミンKです。「止血ビタミン」とも呼ばれ、出血が自然と止まるようにサポートする成分です。

私は酢キャベツを主に朝食に食べ、昼食にはキャベツの千切りを山盛り食べます。酢キャベツを朝に食べるのは、酢のパワーで腸をスッキリ目覚めさせるためです。

ただ、毎朝酢キャベツでは飽きてしまうので、モズクや小さく切ったミニトマト、カツオ節、のり、亜麻仁油などを好みで混ぜてアレンジします。

昼食にキャベツの千切りを食べるのは、お気に入りの定食屋が山盛りキャベツを1杯50円でサービスしてくれるからです。昼は外食が多いという人は、ぜひそんな定食屋を1軒探してみてください。

12 「2種類の食物繊維」が腸をさらに強くする

腸内細菌の大好物は水溶性の食物繊維です。

一方、**腸の心強いサポーターが不溶性の食物繊維**です。

不溶性の食物繊維は水分を吸収すると膨らみ、腸にたまった不要物をからめとりながら大便を大きくします。不溶性の食物繊維によって膨らんだ大便には、腸内細菌やその死がい、はがれおちた粘膜細胞、食べカス、細胞を傷つける有害物質などが含まれます。

大便を排出することで腸のなかをキレイに掃除してくれるのです。

ですから、不溶性の食物繊維をしっかりとる食事をしていると、腸の役割である「排泄」や「解毒」が活性化し、「浄血」の働きも高まります。

腸のなかがキレイになって腸管の動きもよくなるので、「消化」「吸収」の力も高まります。こうなると、腸内細菌が働きやすくなって増殖するので、「免疫」「合成」の仕事も活発化するのです。

腸の健康を増進する食事は、食物繊維の豊富なものが大前提です。

目標とされる食物繊維の摂取量は、成人男性では1日あたり21グラム以上、女性は18グラム以上です。ところが、60歳未満の日本人の食物繊維の摂取量は15グラムにも達していないと推計されます。

日本人に不足している**食物繊維を簡単に補ってくれる食材**があります。それは、**キノコ**です。一覧で見てみましょう。

エリンギ　100グラム中3・4グラム。
エノキダケ　100グラム中3・9グラム。
シメジ　100グラム中3・5グラム。
シイタケ　100グラム中4・9グラム。
マイタケ　100グラム中3・5グラム。

たとえば、エリンギでいえば100グラムというと、約2本分です。こんなわずかな量を食事に加えるだけで、食物繊維の1日の不足分を埋められます。

しかも**キノコには、水溶性と不溶性の食物繊維がバランスよく含まれます。**

私もキノコを毎日欠かさず食べます。オリーブオイルでソテーしてもおいしいですし、電子レンジで加熱したエノキダケを酢キャベツとあえ、亜麻仁油を少ししたらして食べるのもおすすめです。味噌汁にも必ずキノコを加えます。

週に1回は、3種類以上のキノコとキャベツをたっぷり入れたキノコ鍋も食べます。

キノコにも「β‐グルカン」というフィトケミカルが豊富です。この成分は水溶性ですから、鍋にすると汁に流れ出ます。ですから、キノコ鍋は汁まですべて飲みきることです。

汁を飲んでも大丈夫なように、出汁には「鍋のもと」など、食品添加物を含む加工食品を使わないこと。昆布で出汁をとって酒、醤油、味噌などで味つけをすれば、安心して飲み干せます。

わが家は、昆布でとった出汁に豆乳と味噌を加え、ニンニクと唐辛子でパンチを効かせる味つけが定番。わが家の冷蔵庫の野菜室には常時、キノコが3種類以上はストックされています。

13

足がむくんだら「ワカメの味噌汁」で毒出し!

食物繊維の摂取量は、ちょっとした工夫で簡単に増やせます。自宅に常備しておきたいのが**カットワカメ**。ワカメには水溶性と不溶性の食物繊維が豊富に含まれるからです。

とくに、カットワカメをおすすめする理由は、洗ったりせず手軽に活用できるから。さらに、乾燥させているぶん、わずかな量のなかにも食物繊維が凝縮してあるからです。

『食品成分表』(女子栄養大学出版部)によれば、可食部100グラムあたり、生ワカメの食物繊維の総量が3・6グラムであるのに対し、**カットワカメは39・2グラムもある**のです。

カットワカメをストックしておけば、食物繊維の摂取量を簡単に増やすことができるのです。

サラダや酢の物に使う際には水で戻す必要がありますが、その時間もわずか5分。味噌汁や鍋などに使うならば、そのまま入れればよいだけです。

しかも、ワカメにはミネラルが豊富です。とくにカリウムを多く含みます。カリウムには、細胞内の水分量や浸透圧を調整する働きがあります。立ちっぱなしや座りっぱなしなど、同じ姿勢を長時間続けていると、足がむくみます。足がむくむと疲れやすくなります。

カリウムをふだんからとっておくと細胞内の水分量の調整が行なわれ、**足のむくみを予防**できます。また、ナトリウムの排出をうながす作用もあり、**高血圧予防**にも効果的です。

ワカメには、ヨウ素も豊富。ヨウ素は甲状腺ホルモンの材料になるミネラルです。甲状腺ホルモンには、交感神経を活性化する働きがあるとともに、代謝をうながす作用があります。代謝が活発になれば、エネルギーを産生する力が高まって疲れにくくなりますし、脂肪や糖が燃焼してやせやすくなります。

ただし、どんなによい栄養素も「過ぎたるは及ばざるがごとし」。健康な状態ならば余剰分のヨウ素は排泄されますが、そうでないと甲状腺に負担をかけすぎてしまうこともあります。味噌汁をつくるならば、1人分小さじ1杯（1グラム）ほどのカットワカメを加えると、毎日の健康増進に役立つでしょう。

また、**糸寒天も食物繊維が豊富**ながら、使い勝手のよい食材です。

糸寒天は海藻の一種で、カロリーがゼロに極めて近いうえ、料理に使うと腹持ちがよくなるので、「寒天ダイエット」が流行したことがありました。

ただ、単一の食材でやせようとすることに無理があり、すぐに飽きられてしまったようです。

しかし、寒天が腸の健康によい食材であることは事実です。

寒天には水溶性と不溶性の食物繊維がどちらも含まれています。その量は100

グラム当たり約74グラムもあるのです。

私は、糸寒天を常備し、味噌汁に入れたり、5分ほど水で戻してサラダにのせて食べています。

2章

この「食べ方」で心のストレスが消えていく

――「心」が強くなる長寿食

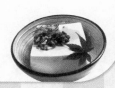

1 理想的な腸内環境が「幸せホルモン」を増やす

体が疲れるのと同じように、心が疲れてしまうこともあります。

人間関係がうまくいかなかったり、仕事でミスをしてしまったり……。誰でも大なり小なりストレスを抱えているものです。ストレスは心を疲れさせる最大の要因です。

心が疲れてくると、何事にもやる気が出なくなったり、小さなことにイライラしたりします。物事をネガティブに考えるようになり、「なんだかうまくいかない」日が続くことでしょう。

じつは、**心の健康状態は、腸内環境に強く影響されます。**

腸内環境が善玉菌優勢に整えば、素直で幸せな心をつくり出すことができます。

心がどんどんポジティブになって、チャレンジ精神も旺盛になっていくのです。「人生が楽しい」と心から感じることができるようになります。

こうした理想的な心を築いてくれるのが、腸内細菌たちなのです。

理想的な腸内環境で育まれた腸内細菌たちは「**幸せホルモン**」の分泌を助けます。幸せホルモンとは、その名の通り、人の幸福感をつかさどるホルモンです。

幸せホルモンの正体は、「セロトニン」と「ドーパミン」。役割をまとめると、次のようなホルモンです。

◎「セロトニン」→「歓喜」や「快楽」を伝える神経伝達物質。
◎「ドーパミン」→「やる気」や「気力」に作用する神経伝達物質。

前述したような理想的な心は、幸せホルモンである、セロトニンとドーパミンが脳内でしっかりと分泌されていることで、築かれるのです。

まずは、セロトニンがどのようにしてつくられるかを解説しましょう。
腸のなかで、たんぱく質がトリプトファンという必須アミノ酸に分解されます。その後、腸内細菌の働きを借りて、5‐HTP（5‐ヒドロキシトリプトファン）という、セロトニンに変わる物質（前駆体）がつくられます。その5‐HTPが脳に送られることで、脳のなかでセロトニンが分泌されます。

人体におけるセロトニンの量は、全体で約10ミリグラムほど。その90パーセントが腸に存在します。

小腸の粘膜で合成されたセロトニンは、消化管の蠕動運動を起こします。過度のストレスや不安を感じると、下痢をしてしまうのも、腸のなかのセロトニンの働きによるものです。

腸と脳は神経でつながっています。ストレスなどにより、脳に異常な信号が生じると、それが腸に伝わり、**腸内でのセロトニンの分泌量が急増する**のです。

ストレスから解放されたい脳が、腸に幸せホルモンの分泌を無理にさせるのでし

心の健康は「腸」でつくる！

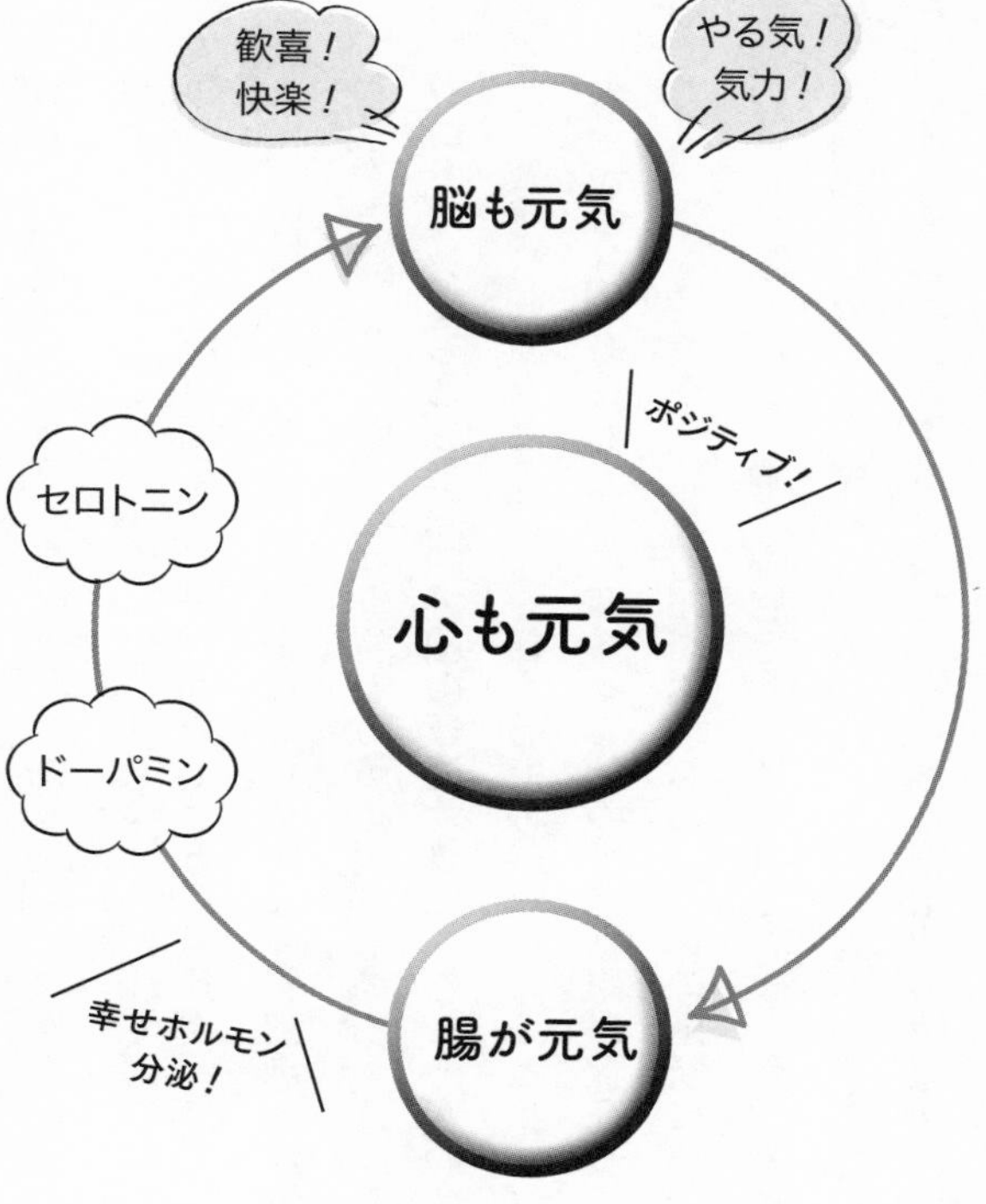

腸が元気になれば、心も元気になる！

ょう。それが腸の蠕動運動を過剰にして、下痢を引き起こすのです。

腸がセロトニンの主な生成の現場となっているのには理由があります。

私たち人類の祖先をさかのぼると、腸だけで生きる腔腸動物にたどり着くことはお話ししました。腔腸動物の時代から、腸にはたくさんの腸内細菌がいました。脳を持たない腔腸動物は、腸で思考して生命にかかわる重要な判断を行なっています。

じつは、**セロトニンはもともと腸内細菌の伝達物質だった**ことがわかっています。伝達物質とは、興奮や刺激などの情報を伝えるための物質のことです。

一方、腸のなかには今も昔も大脳に匹敵する数の神経細胞が存在しています。神経細胞とは、体の随所から届く情報を処理したり、体の随所に情報を発信したりする細胞のこと。脳のなかで働く細胞として知られていますが、もともとは腸のなかで働く細胞だったのです。

腸内細菌と神経細胞が共存するなかで、もともと細菌間の情報伝達に使われていたセロトニンが「生物界」を超え、腸内細菌の宿主である人間へも作用するようになったと考えられています。

そして今も、腸から生まれた脳では、セロトニンが**歓喜や快楽を伝える幸せホルモン**として重要な役割をはたしています。

脳内のセロトニン量は全身のたかだか2パーセントにすぎません。たった2パーセントが脳にあるだけなのに、人間の精神活動に大きく関与しているのです。

さて、もう1つの幸せホルモンであるドーパミンは、やる気や気力に作用する物質です。こちらは、逆境に置かれたときなどに、気持ちを奮い立たせるように働きます。

ドーパミンが脳内できちんと分泌されていると心は高揚し、何ごとも楽しみながら熱意を持って実行できるようになります。

反対にドーパミンが欠乏すると、楽しいという感情もがんばる意欲も湧かなくなり、強い疲労感に襲われるようになります。

ドーパミンも、前駆体は腸のなかでつくられます。その生成過程にて、セロトニンと同じく腸内細菌が関与しています。

逆境に負けずたくましく人生を楽しむ心も、腸内細菌がつくっているのです。

2 腸が強い人は心も強い！

長期の海外出張中、海外旅行中の日本人に、「いま食べたいもの」を尋ねると、その土地の食べ物を答える人は、意外に多くありません。

ほとんどの人は、「**和食**」と答えるのです。

しばらく和食を食べていないと、日本人はその味が恋しくなります。和食を食べたい、という欲が湧いてくるのは、単純に恋しいからだけではありません。

人は、昔から食べているものと、まったく違うものを食べ続けなければいけない環境に長くいると、何となく落ち着かなくなってくるのです。

これは科学的に証明されています。

食べ物や環境が変わると、腸内環境が乱れ、腸内細菌の数が減ります。それに応じて、腸で合成するビタミン類の量も減ってしまいます。

腸で合成するビタミン類が不足すると、幸せホルモンがうまくつくれなくなり、心が疲れてしまうのです。**腸が弱くなると、心まで弱くなる**といえるのかもしれません。

和食を長いこと食べていない人が、和食を食べたがるのは、慣れ親しんだ食べ物を腸に送りたがっている本能なのです。

幸せホルモンのなかでも、**心の安定に働くのはセロトニン**です。

セロトニンが不足すると、怒りっぽくなったり、軽いうつ状態になったりします。何となく落ち着かない、というのもセロトニンが減っている症状の1つ。ちなみに、うつ病の患者の脳内では、セロトニン量が著しく減っていることがわかっています。

セロトニンを増やすには、ビタミン類が必要です。

動物はもともとビタミンBやCを、自分の体のなかでつくり出すことができました。しかし人は、ビタミンをたくさん含んだ野菜などをたくさん食べる環境で進化を続けていき、ビタミンBやCを体内で合成する必要性が失われていったのです。使っていない機能は退化し、やがて失われるもの。これも1つの進化の形です。多くの哺乳類がビタミンCを体のなかでつくり出せる一方で、人を含む霊長類はその力を失ってしまったのです。

東北大学の木村修一教授（現・名誉教授）の研究によると、腸内細菌によるビタミンB群の合成は、腸内細菌のエサとなるセルロース（食物繊維の一種）の添加によって大幅に増強されたそうです。

この研究から、**理想の腸の状態を築けるかどうか**で、ビタミンB群の合成力は違ってくることがわかりました。

同じ野菜や果物を食べても、どれだけのビタミンをとり出せるかは、腸の環境次第で変わってしまうのです。

3 心の疲れがとれる「最高のおつまみ」とは？

では、どんなものを食べると幸せホルモンの分泌量を増やせるのでしょうか。

幸せホルモンは、**たんぱく質を材料**につくられます。たんぱく質は、肉や魚、卵、豆腐や納豆などの大豆食品に豊富です。

しかし、単純にたんぱく質が豊富な食べ物を食べただけでは、幸せホルモンをつくることはできません。

たんぱく質から幸せホルモンをつくる過程において、葉酸、ナイアシン、ビタミンといったビタミンが使われます。このビタミンたちを、腸内細菌に合成してもらう必要があるのです。

毎日の食事も、たんぱく質が豊富な食材とともに、腸内細菌の働きを後押ししてあげる、葉酸、ナイアシン、ビタミンB_6が豊富な食材をとるようにしましょう。

葉酸は、焼きのりやワカメなどの海藻類、煎茶、抹茶、レバー類、大豆食品、シイタケ、枝豆、モロヘイヤ、芽キャベツ、菜の花、桜えび、アスパラガス、パセリ、ブロッコリー、ホウレン草、イチゴなどに含まれます。

ただし、葉酸は水に溶け出しやすい水溶性のビタミン。水と熱に弱い性質を持ち、調理によって半分が失われるともいわれています。**気分が落ち込んでいるときは、葉酸が豊富な食品**を、少なくとも毎日2～3品は食べましょう。

私は、朝食には焼きのり1枚を食べ、休憩時には煎茶を飲みます。毎日の味噌汁にはワカメを入れますし、焼きシイタケは私の大好物です。

モロヘイヤ、芽キャベツ、菜の花、アスパラガス、ブロッコリー、ホウレン草、イチゴなどは旬から盛りの時期に週2～3回は食べています。

さらに、お酒を飲む際には枝豆を欠かしません。生の枝豆が出回るのは6～9月の暑い季節です。ほかの季節は、わが家では冷凍の枝豆を活用します。

「幸せホルモン」を増やすおつまみ

枝豆

葉酸が豊富。
冷凍の枝豆は栄養素の破壊も少なく、食感や味を損なうこともない

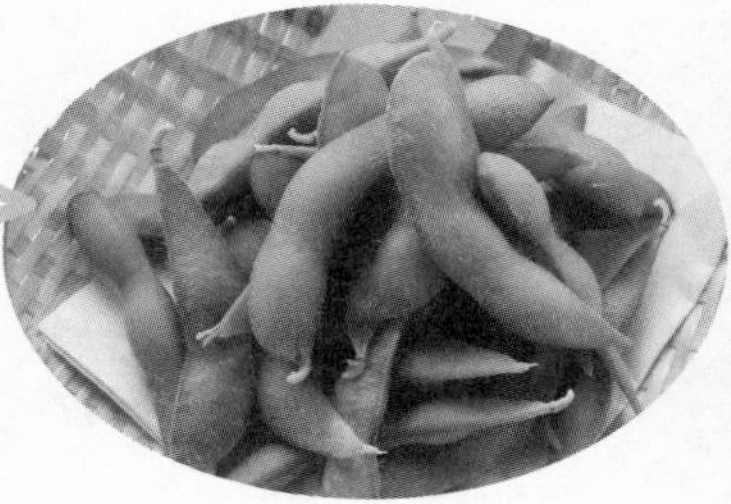

マグロの刺身

ナイアシンが豊富。
ナイアシンはアルコールの分解にも必要。
二日酔い予防に効く

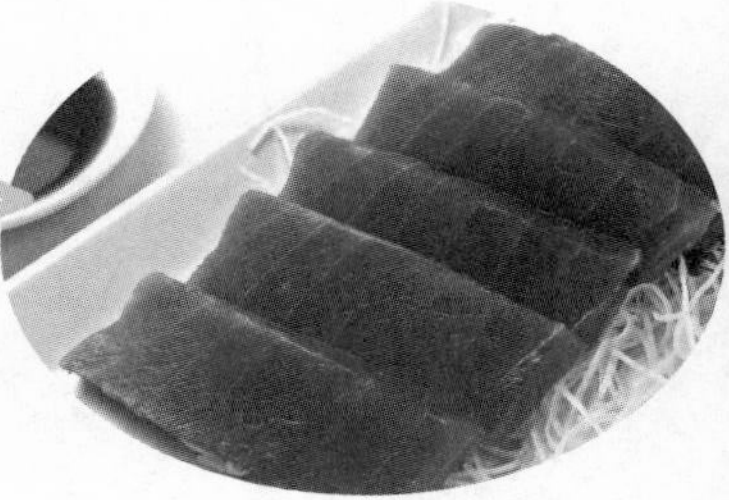

レバー

ビタミンB_6が豊富。
疲労回復に効くビタミンB群の1つ。たんぱく質をエネルギーに変える

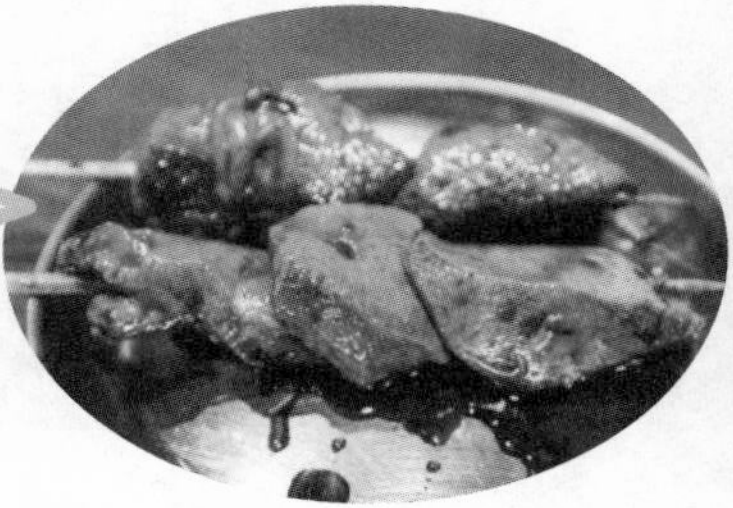

冷凍野菜は、業務用の冷凍庫でマイナス30～40度という低温でいっきに急速冷凍されるので、栄養素の破壊も少なく、食感や味を損なうこともないのが特徴です。

ナイアシンは、カツオやマグロ、サバ、アジなどの青背の魚、タラコ、レバー類、鶏むね肉やササミ、マイタケ、落花生などに豊富です。ナイアシンも水溶性のビタミンですから、日々、積極的にとることが重要です。

ちなみにナイアシンは、アルコールの分解にも必要です。青背の魚の刺身やレバー焼きなどは、二日酔い予防にもなるので、お酒のおつまみにもおすすめ。

ビタミンB_6は、青背の魚、レバー、鶏むね肉やササミ、玄米、ニンニク、コンニャク、バナナ、ピスタチオなどに含まれます。ビタミンB_6も水溶性です。

こうした食品を日常的に食べることで幸せホルモンを増やし、幸福感を高めることができます。それはすなわち、**心の疲労をとる**ことになるのです。

まずは、お酒のおつまみに、枝豆や青背の魚の刺身を食べてみることから、理想の心をつくる食事をスタートしてみてはいかがでしょうか。

4

「豆腐×カツオ節」が、ストレスで弱った心を癒す

「意欲のホルモン」——それがドーパミンです。

ドーパミンを増やすことで、**やる気が自然と湧き上がる体**がつくれます。取り組む物事への集中力も高まっていきます。

ドーパミンを増やすには、「チロシン」というアミノ酸が重要です。

チロシンは、非必須アミノ酸の1つ。非必須アミノ酸は体内で合成できるため、食事からしか摂取できない必須アミノ酸のようには、注目されません。

しかし、体内で重要な役割を担っている点は、必須アミノ酸と同じです。食事からの摂取が減れば、体内での必要量が足りなくなります。

「なにごとにも、やる気が出ない」「自分は、どうせこんなもんだ」など、がんば

る気持ちが湧いてこないとき。チロシンが不足してドーパミンの合成量が減ってしまっている可能性が考えられます。

チロシンは、必須アミノ酸である「フェニルアラニン」からつくることもできます。ただ、もともとチロシンを多く含む食品を食べるほうが効率的です。

具体的には、卵、納豆や豆腐などの大豆食品、チーズなどです。魚介類にも多く含まれていて、とくにニシン、数の子、トビウオ、イワシ、カツオ、サバ、タラなどに豊富です。カツオ節や煮干し、高野豆腐などの乾物にもたくさん含まれます。

わが家では、夏も冬も豆腐をよく食べます。

冷や奴にするときには、カツオ節をたっぷりかけます。カツオ節は、青菜のお浸しにもかけます。毎日の副菜に加えることで、**意欲的な心を食からつくっています。**

帰宅が遅くなってしまった夜には、湯豆腐を食べましょう。豆腐からチロシンをたくさん摂取できます。消化もよく調理も簡単なので夜食に最適なのです。

湯豆腐のタレも、ポン酢にカツオ節を入れるだけの簡単レシピでＯＫ。そこにみ

心の疲労回復にピッタリの食べ物

「心が疲れて、やる気が出ない」を解決！

意欲のホルモン！

ドーパミンを増やす！

卵類

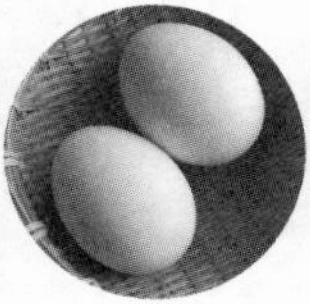

卵

魚介類

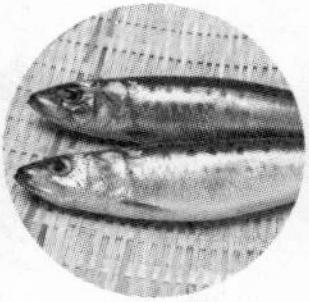

イワシ

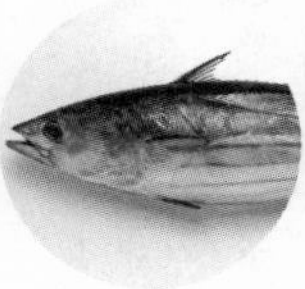

カツオ

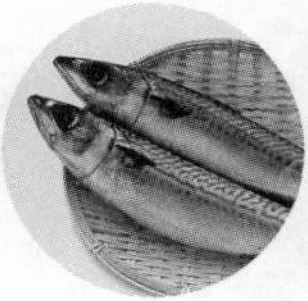

サバ

大豆食品

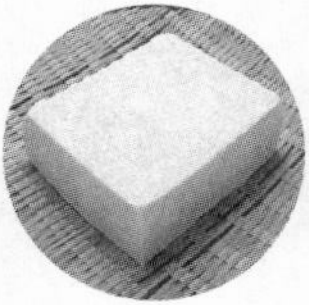

豆腐

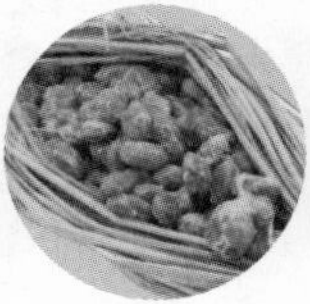

納豆

乾物

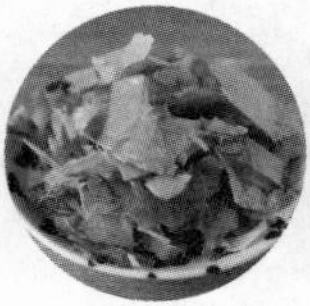

カツオ節

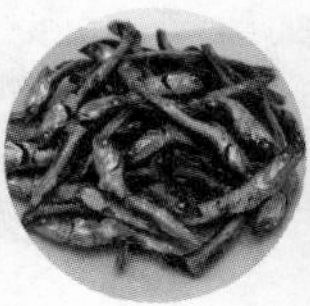

煮干し

じん切りにしたネギをたっぷり加えれば、まさに心の疲労回復食になるのです。

5 腸を元気にする長寿食が「うつ病」を防ぐ

厚生労働省の調査によれば、日本人のうつ病等の気分障害患者数が2008年に100万人を突破したとのことです。

うつ病の原因はさまざま考えられますが、一説に**食生活の乱れ**があります。

食生活が乱れると、腸などの内臓や血管が劣化して働きが悪くなります。すると、体も心も疲労という形で、SOS信号を脳に送ります。信号を受けとった脳が、体にこれ以上の負担をかけることを避けるため、人の意欲を低下させているとも考えられているのです。

米国エモリー大学のA・ミラー博士とアリゾナ大学のC・レイソン博士は、

2012年の国際科学誌『モレキュラー・サイキアトリー』のオンライン版に次のような学説を発表しました。

「人がうつ状態になるのは、感染症から身を守るための免疫システムの進化の結果」

私たち人類は、近代まで抗菌剤（抗生物質）やワクチンがない環境で生きてきました。人類の長い歴史のなかで、感染症はもっとも命を脅かす危険な病。新たな感染症に罹患《りかん》することは死を意味し、家族や集団システムの崩壊に直結します。

感染症から身を守って大人になるまで生き抜き、遺伝子を子孫につなげることは、並大抵のことではなかったのです。

さらに大昔の人類にとってのストレスとは、獲物や敵と戦う際のプレッシャーや負傷が主でした。強いストレスを感じると、免疫力は低下します。その状態で感染症にかかってしまえば、あっという間に命を落としかねません。

そこで**命を守るために、脳はうつ状態をつくり出した**のです。うつになれば動作が緩慢になって食欲も落ち、社会活動から疎遠になります。人から感染症をうつされる心配がなくなるわけです。

つまり、うつ病になることは、感染症から身を守るうえで非常に有効だった、ということ。うつ病とは、一種の防御反応として進化の過程で脳内に組み込まれたのではないか、とA・ミラー博士らは発表したのです。

私はこの学説に腸も関与していると考えています。

なぜなら、腸は人体最大の免疫器官だからです。

腸に負担をかけるような食事を続けていると、免疫力は低下します。腸は独自の神経系を持っています。脳から指令も受けていますが、腸から脳へ送る情報伝達量のほうがはるかに多いのです。

腸にダメージを与える食事をしていると腸は疲弊します。すると、腸は幸せホルモンの前駆体の生成量を減らすことで、脳へうつ状態になるよう指令を出していると私は考えます。

結果的に、人は意欲や喜びを失い、社会活動から遠ざかるようになります。その状態が長期化するのがうつ病です。

そうだとするならば、うつ病を治す方法としては、**腸によい食事をすることがいちばん**だといえるのです。

6 「笑顔で食べる」すごい効能——2週間で心が強くなる!

心と脳が元気になる「長寿食」を心がけていると、思わぬ相乗効果が得られます。

まず、肥満は適正体重に戻ります。次に、肌がどんどん若返っていきます。長寿食は、**ダイエットと若返りにも効果的**なのです。

しかも、長寿食のように、腸によい食事には即効性があります。

腸内フローラの数の変動は、とてもスピーディーです。腸によい食事を3回繰り返せば、善玉菌の数が増えてきます。食生活を整えると、24時間以内に変動が生じるのです。

2週間腸によい食事を心がければ、腸内の菌はほぼ入れ替わります。つまり、**善玉菌優勢の腸は2週間でできる**ということです。

腸によい食事は、食べ方も大事です。といってもポイントは次の3つしかありませんので、簡単に実践できます。

◎おいしいと感じながら食べる。
◎好きな人と食べる。
◎ニコニコと笑顔で食べる。

腸によい食べ方をすると、太っている人は自然と脂肪が落ちます。エネルギーの消費効率のよい体になるからです。食べることが、脂肪の燃焼に役立つのです。

人の体は、約37兆個の細胞で成り立っています。そのなかには、細胞質内に脂肪滴を持った細胞が数百億個あります。これが脂肪細胞であり、脂肪をため込んだり、脂肪の合成や分解を行なったりしています。

脂肪細胞には2種類あります。

「白色脂肪細胞」と「褐色脂肪細胞」です。

白色脂肪細胞は、肥満の原因になる細胞です。脂肪を蓄えると数倍にも膨み、それでも蓄えきれないほどの脂肪がつくられると、細胞分裂して数を増やします。

逆に、褐色脂肪細胞は、脂肪を燃焼させる細胞です。脂肪を燃やし、体重を落とす作用があります。

エネルギー消費効率のよい体では、褐色脂肪細胞がよく働きます。脂肪をエネルギー源として効率よく消費し、熱を発散させ、肥満を改善してくれるのです。

じつは、「おいしい」「楽しい」「いい香り」などという感覚が、褐色脂肪細胞の働きを刺激することがわかっています。

つまり、褐色脂肪細胞を刺激するには、**食事中に「どんな感情を抱いているか」**が重要なのです。

反対に、「まずい、と思いながら食べる」「嫌いな人と食べる」「ストレスを感じながら食べる」といったことは、褐色脂肪細胞の働きを悪くします。エネルギーの消費量が低くなり、白色脂肪細胞に脂肪を蓄えさせるほうに働くのです。

「仕事をしながら食べる」「つきあいで飲みに行く」「ストレス解消のために食べる」という食べ方も、白色脂肪細胞ばかり働かせて、人を太らせます。こんな食べ方では、せっかく腸によい食事を心がけても効果は半減してしまいます。

白色脂肪細胞が成長すると、体にはぜい肉がたくさんつきます。肥満の体では活性酸素が大量に発生します。

活性酸素は、体内の細胞を傷つけて内臓疲労を起こすだけでなく、腸内細菌にまでダメージを与えます。また、体内に充満した活性酸素は、皮膚の細胞をも傷つけて老化させ、毛根を攻撃されれば薄毛や白髪が引き起こされます。
食事のしかたを変えるだけで、**疲労も肥満も肌老化もすべてがよくなる**ならば、試してみる価値は高いというものです。

7 心を満足させる「スイーツの食べ方」

私の食生活を人に話すと、よく「ものたりなくありませんか?」と尋ねられます。基本的には主食は食べません。糖質の多いスイーツも口にしません。ただ、根菜や果物は適度にいただく、というほどほどの糖質制限食を続け、10年以上がすぎています。

昔の私だったら「ものたりない」と感じていたことでしょう。食事を満腹になるまで詰め込んだあとに「甘いものは別腹」といって、アイスクリームやケーキなどのデザートも食べていました。甘いものなら、満腹でも不思議と食べられるものです。

じつは今も、甘いもの好きは変わっていません。あいかわらず大好きです。食後になると、別腹でデザートが欲しくなります。

それを「意志が弱い」という人もいますが、本当は**「オレキシン」というホルモンのせい**なのです。

オレキシンは睡眠のリズムをつくる大事なホルモンです。これが正常に分泌されないと、ナルコレプシーという過眠症になります。本人の意志に関係なく、日中でも突然強烈な眠気に襲われてしまう睡眠障害の1つです。

オレキシンは空腹時に分泌され、覚醒レベルを上げて食べ物を探し、摂食行動をとらせる働きがあります。おいしいものを食べるとさらに分泌され、消化管が活発に活動して食が進みます。すると、胃の緊張がやわらぎ、蠕動運動がうながされるため、食べ物でいっぱいの胃にすき間ができます。

このすき間が別腹となって、おいしいデザートならば満腹でも食べられてしまう

藤田式「低糖質デザート」のつくり方

腸を整えるアイス

整腸効果
バツグン!

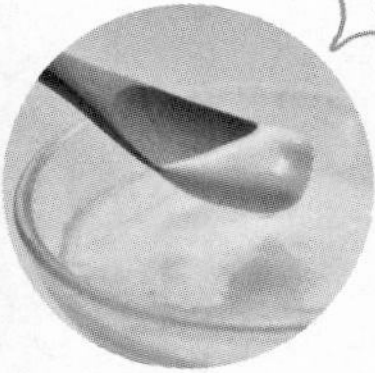

豆乳ヨーグルト

＋

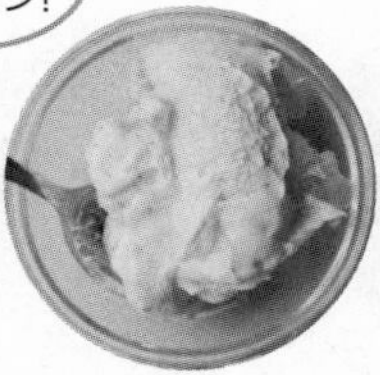

低糖質アイス

＋

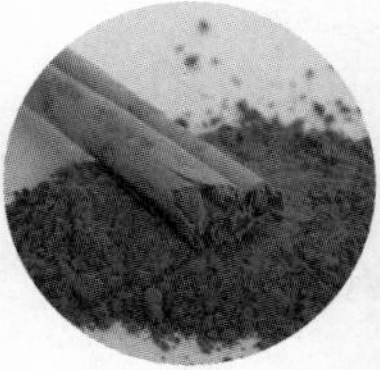

シナモン

太らないチーズケーキ

天然素材でつくられた
カロリーゼロの
甘味料を選ぼう!

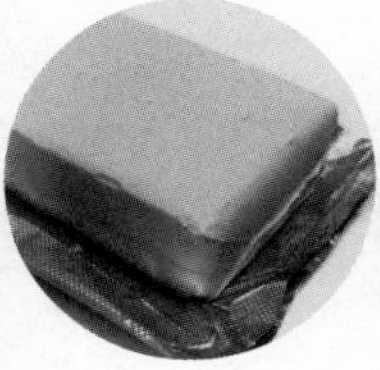

クリームチーズ

＋

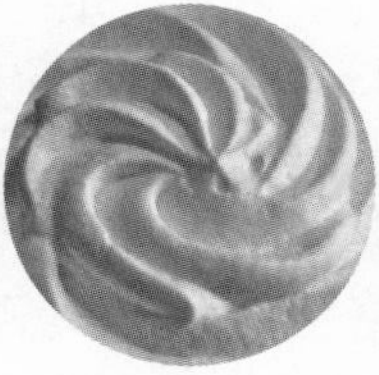

生クリーム

＋

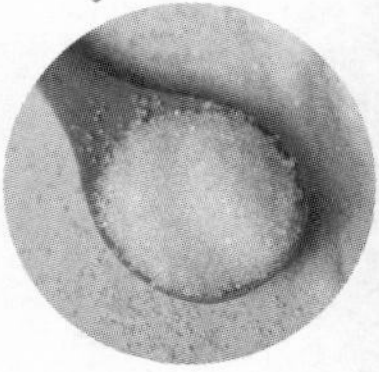

エリスリトール、
ステビアなど

のです。

そこで私は、心を満足させてオレキシンの分泌をとめるために、低糖質のデザートを上手に食べるようにしています。

市販のものも多く出回っているので、そこに健康的なアレンジをちょっぴり加えます。そうして自分好みのデザートをつくって楽しんでいます。

私がよく食べる低糖質デザートを3つ、前ページでご紹介しました。とてもおいしいので、ぜひ真似してみてください。ただし、食べすぎては、低糖質の意味がなくなりますので、注意してください。

とはいえ、がまんも禁物。がまんはストレスを生み、ストレスは活性酸素を発生させます。

それならば、少なめの量を守りつつも、**健康に役立つようなデザートをちょっぴり楽しむ**のがいちばんです。

上手に心の欲求を満たしてあげることも、心と脳の健康には大切なのです。

8

ぬか漬け――「日本の伝統食」が「日本人の腸」に効く！

腸内フローラが善玉菌優勢になり、腸内細菌たちが食物繊維をエサにして発酵を始めると、腸では水素が発生します。

これも腸内細菌の重要な働きの1つです。

小学校の理科で習った通り、酸素は水素と結びつくと水になります。体内で発生する活性酸素も、ちょうどよいところに水素があるとすみやかに結びつき、無毒化されます。つまり**水素は、抗酸化力の非常に高い物質**なのです。

善玉菌優勢の腸内フローラが築かれると、水素の発生量がどんどん増えて、体内をめぐってくれます。そうして体中で発生する活性酸素と結びつき、細胞の酸化を防いでくれるのです。

腸内フローラを上手に築く食生活を、日本人は古くから伝統としてきました。

野菜・海藻・豆類・全粒穀物（玄米や雑穀など）・果物をバランスよくとる**和食は、腸内環境を整えるうえで理想的な食文化**です。野菜・海藻・豆類・全粒穀物・果物はすべて腸内細菌たちの格好のエサになるからです。

また、和食には発酵食品も豊富です。味噌、醤油、酢、みりん、カツオ節、日本酒、焼酎など、調味料として古くから使われてきたもののすべてが発酵食品です。日本の伝統食の代表である納豆や漬け物も発酵食品です。

こうした発酵食品は、さまざまな菌たちによってつくられます。発酵食品の菌たちが、日本人の腸にはたくさんいます。腸内細菌は、出産時から生後1年のうちに、母親や自分と接触した人、そして食事から受け継がれるからです。

昔から食べ継がれてきた発酵食品にすむ菌が、私たち日本人の腸にも息づいているのです。

ところが現在、伝統的な発酵食品の摂取量が減っています。

また、菌のいない〝ニセ発酵食品〟も多く出回っています。代表的なのは漬け物です。

スーパーなどで売られている漬け物のほとんどに菌はいません。スーパーの陳列棚で発酵を進めてしまうと、品質を同一に保てないからです。生産に期間も手間もかかってしまいます。

そこで、野菜にそれっぽい味つけをした漬け物が流通しているのです。味つけには、腸内細菌を傷つけるような化学合成された食品添加物も使われています。

漬け物は、和食に欠かせない一品です。健康によい漬け物を安心して食べるには、自宅でつくるのがいちばんです。

おすすめは、乳酸菌がたくさん生きている**ぬか漬け**です。

植物性の乳酸菌は、生きて腸まで届きやすい性質を持っています。腸に生きた乳酸菌を届ければ、腸内バランスが即効的に整います。

その後、ぬか漬けの乳酸菌を育てた野菜たちが、腸にいる善玉菌のエサになって、彼らの繁殖を助けてくれるのです。

毎日お手製のぬか漬けを食べていれば、腸内の水素の発生量も増え、細胞の老化予防に役立ちます。しかも、**ぬか漬けにはビタミンB群が豊富**です。

ビタミンB群が不足すると、疲労や体力の衰えなどの症状が現れます。疲労をため込みやすい現代人こそ、ぬか漬けを食べるとよいのです。

そうはいっても、ぬか漬けを自宅でつくるのは大変ですよね。ぬかを炒って、捨て漬けをして、ぬか床を育てて……と、ぬか床を育てるには手間も日数もかかります。

そこで最近では、ぬかに水を注ぐだけで始められるお手軽セットも売られています。最初はそうしたものを活用してはどうでしょうか。

私たちは毎日を慌ただしく過ごしています。ですから、自分の健康を守ってくれる腸内細菌たちのために、せめてぬか漬けをつくるくらいの心の余裕を持ちたいものです。

3章

「ぼんやり頭」もスッキリ冴える！ 食の力

――「脳」が若返る長寿食

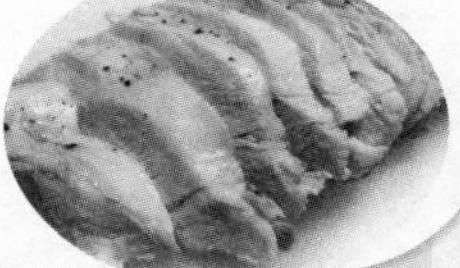

1 「脳のSOS」が聞こえる人、聞こえない人

現代人の脳は、とても疲れやすくなっています。

人間の脳は、現在の形になるまでたいへんな進化を遂げてきました。

5億年前の恐竜が持っていたのは、橋《きょう》や延髄《えんずい》、脳幹や小脳からなる「後脳」だけでした。生存に欠かせない呼吸や平衡感覚、さらに敵から身を守るための警戒などをつかさどる分野です。つまり、生き抜くために必要な機能をつかさどるのが後脳です。

後脳のあとには、「中脳」ができます。中脳は、中脳蓋《ちゅうのうがい》と大脳脚《だいのうきゃく》からなり、視覚や聴覚、反射といった無意識な運動の役割を担います。眼球の動きなども調節します。

次に「前脳」が加わりました。終脳と間脳からなり、言語を話す・学ぶ、意思を

決定する際にかかわります。

人間の脳は、もっとも古い脳である後脳のうえに中脳がかぶさっています。さらに2つの脳の上を前脳が覆い、その上を「大脳皮質」ですっぽり包んでいます。

こうした脳の構造のなかで、もっとも発達したのが大脳皮質です。大脳皮質は、思考や記憶、知覚、推理など、人が人らしく生きていくうえで必要な、高度な働きをする司令塔です。

ところが、大脳皮質を発達させすぎた人間の脳は、理論的な思考を優先しすぎる傾向があります。**体のSOSに耳を傾けるのがとても下手**になってしまったのです。大脳皮質はその弊害をほかの脳に押しつけるようになりました。

とくに過重労働を強いられているのが、生命のコントロールセンターといわれる「脳幹」です。脳幹は、後脳に位置します。さらに大変なのが、脳幹の一部である「**視床下部**」。視床下部は自律神経やホルモンをコントロールしています。

疲労は、「自律神経→ホルモン→免疫」の順番で進んでいきます。その3つの要素のなかで、自律神経のバランスとホルモン分泌をコントロールしているのが視床下部なのです。

自律神経は、活動時に優位に働く交感神経と、リラックス時に働く副交感神経とが拮抗しています。生涯休む間もなく働き続け、生命活動の調節を絶え間なく行なっているのです。

ところが現代人は、夜更かしや暴飲暴食など、自律神経のリズムを壊すような生活を繰り返します。それゆえ視床下部はとても疲れやすく、その疲労は脳の中心から外側へ、また、体全体へとジワジワ広がっていくことになるのです。

2 脳の疲れには「鶏むね肉」が意外に効く！

脳の疲れをとる食で、いちばんのおすすめは**鶏むね肉**です。

鶏むね肉には、イミダゾールペプチドという特別な栄養素が含まれています。

「脳疲労にはイミダゾールペプチド（イミダペプチド）がよい」と話されているのは、大阪市立大学大学院疲労医学講座の梶本《かじもと》修身《おさみ》特任教授です。

脳疲労を回復させるには、抗酸化作用の高い栄養素をとって、脳細胞の酸化ストレスを軽くする必要があります。鶏むね肉に含まれるイミダゾールペプチドには、高い抗酸化作用があるのです。

抗酸化作用は野菜や果物に含まれるフィトケミカルにもあることはお話ししました。ビタミンA、C、Eも強力な抗酸化物質です。

ただ、現代社会に生きる私たちの体内では、たえず多くの活性酸素が発生しています。食事から得るフィトケミカルやビタミン類は、**ほとんどが脳にたどり着く前に消費されてしまう**のです。

とくに、加工食品を頻繁に食べる人の腸では、食品添加物の害によって活性酸素が発生しやすくなっています。その場合、抗酸化物質は多くが腸で消費されてしまうことでしょう。

また、フィトケミカルの一部やビタミンCは水溶性であり、体の外に流れ出やすい性質を持ちます。体に蓄えておくことができないのです。

ではなぜ、**イミダゾールペプチドは脳で効く**のでしょうか。

食べ物に含まれるイミダゾールペプチドは、腸から消化吸収されると、血液中や肝臓にて「ヒスチジン」と「β-アラニン」という2種類のアミノ酸にいったん分解されます。これらのアミノ酸には抗酸化力がありません。

ただ、骨格筋や脳内に運ばれると、再びイミダゾールペプチドに合成されます。脳内にてピンポイントでイミダゾールペプチドが作用しやすくなるのです。

イミダゾールペプチドが、鶏むね肉に多く含まれるのは、鳥の元来の特徴に理由があります。

渡り鳥は、非常に長い距離を飛翔します。それにもかかわらず疲れないのは、羽を動かす胸肉にイミダゾールペプチドが豊富に存在し、細胞の酸化を防いでいるためです。

梶本先生は、1日200ミリグラムのイミダゾールペプチドをとるのが有効で、**最低2週間ほど続けると脳の疲労回復に効果を得られる**としています。

イミダゾールペプチドを200ミリグラム摂取するには、約100グラムの鶏むね肉を食べればよいだけ。だいたい、一口大の肉を4切れ程度です。

鶏むね肉は脂肪分が少ないため、毎日食べても悪玉菌を異常増殖させる心配もありません。これは、ほかの肉にはない大きなメリットです。

イミダゾールペプチドは安定した構造で、熱に強い性質を持ちます。ただし、水溶性です。ゆで鶏や蒸し鶏にしたときには、スープやソースなどの汁まで飲むようにしましょう。

鶏むね肉は高温で加熱するとパサパサした食感になるので、おいしく食べるにはコツが必要です。

焼く場合には、小麦粉や片栗粉などで衣をつけると、シットリとした仕上がりになります。ただ、小麦粉も片栗粉も糖質が豊富。衣は薄くつけて焼きましょう。下味をつける際に、お酒を一緒にもみ込むのも、やわらかさを保ってくれるのでおすすめです。

加熱の際には、ゆっくりと優しく火を通し、少し早めに火を止め、余熱でなかまで火を通します。

たとえば、ゆで鶏にするならば、鶏むね肉がかぶるくらいの水を鍋にかけて塩を入れ、沸騰したら鶏むね肉を入れます。再沸騰し2~3分したら火を止めてOK。鍋にフタをし、完全に冷めるまでそのままにしておきます。朝食時にここまで調理しておけば、夕ご飯でおいしいゆで鶏が食べられます。

鶏むね肉は、ほかの肉に比べて安価なのもうれしいところ。鶏むね肉が安売りしていたら、多めに買ってきて調理し、冷蔵庫にストックしておくとよいと思います。保存する場合は、保存容器にゆで汁も一緒に入れておきましょう。

また、大海原の長い距離を泳ぎ回る大型の魚たちにも、イミダゾールペプチドが

脳の疲れに効果絶大な栄養素①

疲れに効く栄養素

イミダゾールペプチド

1日の推奨量 200mg

⇩

疲れの原因「活性酸素」を消す！

おすすめ長寿食は、これ！

ゆでて食べよう！

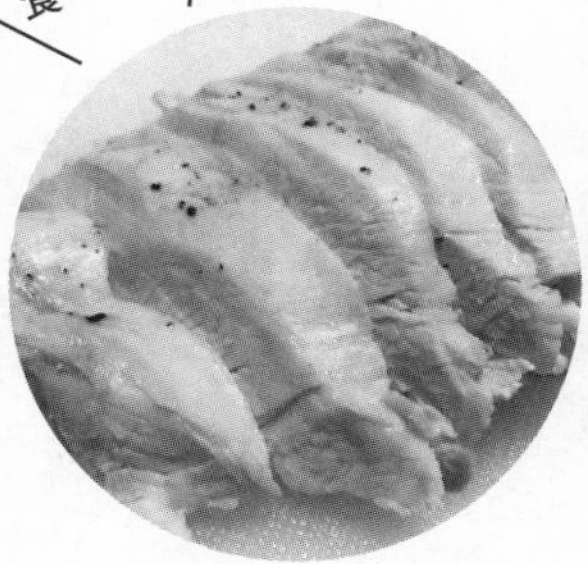

鶏むね肉

刺身で食べよう！

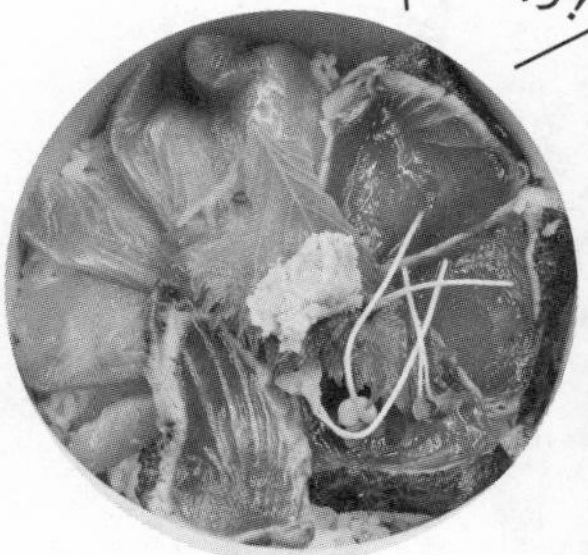

マグロ　カツオ

1日100gで効果大！

含まれます。**マグロ**や**カツオ**などです。魚の筋肉である赤身部分に豊富で、とくに尾びれの部分にはたっぷりと含まれます。

回遊魚が一生止まることなく長距離を泳ぎ続けるパワーは、イミダゾールペプチドが支えているのです。

3 ストレスから解放される「休脳時間」をつくろう

肉体労働の仕事は体を酷使するので、疲労をため込みやすく思えます。

一方で、デスクワークは基本的に座って仕事をするのがメイン。体に疲れはたまらないように思えます。

ところが、デスクワークの仕事は、**体を動かさないまま脳を酷使**します。これも1万年前の人類にはありえなかったことです。この不自然な行為は、脳のなかで大量の活性酸素を滞留させることになります。

脳細胞は活性酸素の害をとても受けやすい性質を持っています。

人間の脳は約85パーセントが水分です。水分を除いた部分のうち、重量の60パーセントが脂質です。脂質はとても酸化しやすいのです。

たとえば、カラッとしあがった揚げ物も、時間がたつと油のイヤなにおいがしてきます。あれこそ、酸化した油のにおいです。口に入れると油っぽく、私などは胸焼けがして胃がもたれ、内臓がダメージを受けているのがすぐわかります。

これも、「酸化した油をとらないで」「細胞が劣化しちゃうよ」と伝える体からのSOSなのです。

脳のなかで大量の活性酸素が滞留すると、同じような症状が起こります。つまり、脳細胞が酸化してしまい劣化するのです。すると、元気はつらつと動いていた脳の機能に滞りが生じ、脳全体が疲れていきます。

脳の疲労は、体の疲労よりも癒えにくいとされています。

人の体の細胞は、細胞分裂でたえず生まれ変わっています。これを「新陳代謝」と呼びます。本来であれば、酸化した細胞も、新陳代謝によって新しいものに生まれ変わることができます。

ところが、大人の脳はそういきません。脳を構成する神経細胞のほとんどは、大人になると新生されなくなります。新陳代謝で新しくなるのは、ほんのわずかな細胞のみなのです。

デスクワークによって脳内に活性酸素が大量発生すると、神経細胞は酸化し、集中力や記憶力が低下します。自律神経の働きも乱れ、その疲労は体にも伝わります。

この悪循環を防ぐには**1時間に1回は脳を休憩させ、体を適度に動かす**こと。会社の階段を上り下りしたり、外の空気を吸いに行く。椅子から立ち上がるだけでも効果はあります。

こうしたささやかな運動が、「脳ばかり酷使して体は動かさない」というアンバランスを改善してくれます。同時に、脳の血流やリンパの流れがよくなります。すると、ミトコンドリアの働きが活性化され、脳内のエネルギー産生量がどんどん増えていきます。産生されたエネルギーは、脳の疲労回復のために働いてくれます。

また、ちょっと席を離れることで、ストレスから解放される時間をつくってあげることも、脳の疲労回復には効果的なのです。

4 「甘いもの」を食べると、じつは脳が疲れる？

「脳のエネルギー源はグルコース（糖質）のみ。だから毎食しっかり炭水化物をとらなくてはなりません」

こうした話は、私が学生時代の頃から、そして医師になってからでもよく耳にしたお説教でした。

もちろん、**脳のエネルギー源は糖質が主**です。糖質以外の三大栄養素、脂質やたんぱく質は、脳の血液脳関門（ＢＢＢ：脳にとって有害な物質が脳内に侵入するのを防ぐ機構）を通過しないので、脳のエネルギー源としては利用できません。そのため、脳をきちんと働かせるためには、糖質がいちばん大事だと考えられてきたのです。

しかし、長く常識だと思われていた「脳を働かせるのは糖質のみ」という知識が、大きく変化してきているのです。

人類の長い進化の歴史では、飢餓という危機と隣り合わせの時代がとても長く続いていました。そこで、人の細胞は、この危機を乗り越えるため、糖質が少ない状態でも脂質や、たんぱく質の元であるアミノ酸を燃焼させてエネルギーを産生するしくみを獲得したのです。

体内で糖質が枯渇した状態になると、肝臓を構成する肝細胞の中で脂肪酸が燃焼され、「**ケトン体**（アセト酢酸とβ-ヒドロキシン）」という物質ができます。このケトン体は、細胞膜や血液脳関門を通過し、ミトコンドリアエンジンで代謝されることで、脳や多くの臓器のエネルギー源になるのです。

「疲れたときに、甘いものを食べると頭がよく働く」——とよくいわれます。

たしかに、エネルギー供給のスピードを考えれば間違ってはいません。糖質を燃料にする解糖エンジンは瞬発力が魅力ですから。

即座にエネルギーの供給を受けることができれば、脳は疲労を忘れ、元気づくことができます。疲れた脳は、早く疲労から逃れたいがゆえに、炭水化物や砂糖など、**糖質が豊富なものを欲しがる**のです。

ただ、ここに大きな落とし穴があります。

糖質を過剰に摂取すれば、肥満や糖尿病のリスクが高まります。肥満になれば、体内の活性酸素の量が爆発的に増えてしまいます。ですから、脳がいくら炭水化物や砂糖を欲しがっても、食べすぎてはいけないのです。

「炭水化物は毎食欠かせない」

「甘いものが食べたい」

こうした感情こそ、脳が糖質を欲している証拠です。

ここ20~30年の私たちの食生活を見ていると、脳がいち早く満足するような糖質たっぷりの食べ物ばかり口にしているように思えます。

しかし、それは脳内の活性酸素量をいたずらに増やし、**脳細胞の老化を引き起こす原因**になります。

長期的な目で見れば、脳の疲労回復に甘いものを食べることは、むしろ脳を疲れやすくしている——といえるのです。

5 「イライラ↓間食↓さらにイライラ」の簡単リセット術

脳は体重の3パーセントにも満たない臓器でありながら、ブドウ糖を体重全体の約20パーセントも消費します。

なぜ脳は、自らの細胞を傷つけかねない糖を、そんなにも欲するのでしょうか。

私たちが何かを食べて満足したとき。もっと食べたいと思うとき。脳内では幸せホルモンの一種であるドーパミンが放出されます。

すると、多幸感によって、脳内がいわゆる「ハイ」の状態になります。ドーパミンは「脳内報酬物質」とも呼ばれています。食べたかったものを食べられたときや、食べることが期待できるときに、脳内に放出され、多幸感をつくり出します。

とくに、**ブドウ糖は脳の依存性の高い栄養素**です。

ブドウ糖が入ってくると、脳内でドーパミンが放出されて多幸感が湧きます。ストレスを感じたときや疲労時ほど、脳はそうした苦しい状態から解放されたくて、快楽を求めます。ブドウ糖を執拗に欲するのです。

しかし、ストレスを食で発散させることほど危険なことはありません。

岩手大学の故・大沢博《おおさわひろし》名誉教授は、近年多く見られる青少年の凶悪犯罪は、糖依存の食生活からくる低血糖が原因と述べています。糖依存がキレやすい性格をつくり出すというのです。

糖質が豊富な食べ物をとると、血糖値が急上昇します。その異変を感じとった体は、インスリンなど血糖値を低下させるホルモンをいっきに放出します。すると、今度は一転して、低血糖になります。

ブドウ糖が大好きな脳にとって低血糖は異常事態。脳はブドウ糖が欲しくてしかたなくなります。そこで、**イライラや不安を増大させる**ことで、ブドウ糖を執拗に求めます。

イライラ、不安を感じたとき、お菓子やジュース、甘いものをポンと口に入れると精神的に落ち着くのは、脳の欲求が落ち着くからです。

ところが、甘いものを食べて落ち着いたのもつかの間、血糖値を下げるために、すぐさまインスリンが分泌されます。すると、再び低血糖の状態になりイライラしてきます。

間食が習慣になっている人の脳内では、「イライラする→間食で落ち着く→またイライラする」といったことが延々と繰り返されるのです。

こうなると精神的に落ち着かず、**ちょっとしたことに「カチンッ」とキレてしまう性格**がつくり出されます。ですから、甘いものを食べると気分が落ち着く、という人は注意が必要です。

脳科学者はこれまで「脳内にはエネルギーを保存する場所がないため、脳を働かせるためにはつねにブドウ糖（糖質）が必要である」と主張し、糖質以外の栄養摂取についてはあまり語ってきませんでした。

しかし、日本臨床栄養学会の「朝食で脳を働かせるためには、糖質だけでは不十分。たんぱく質や脂質などのバランスのよい栄養素が必要」という研究報告を機に、脳活動と栄養の研究に乗り出しました。

東北大学加齢医学研究所の川島隆太《かわしまりゅうた》教授は大塚製薬との共同研究により、健常成人6人を対象として、朝食と脳活動の関係を研究しています。

結果、たんぱく質や脂質、各種ビタミン・ミネラルをとることが大脳皮質の活動を活発にすることを確認しました。

川島教授は次のように述べています。

「朝に飴玉やチョコレートをかじるだけではダメ。おにぎりやジャムパンだけを食べるのもダメ。脳を働かせるうえで大切なのは、バランスよくブドウ糖以外の栄養素も摂取すること」

6 お菓子が好きな人ほどアルツハイマーになりやすい!?

体が老化すると、そのぶん疲れやすくなります。

100歳まで元気に過ごすことを考えたとき、**老化は大敵**なのです。そのためには、ミトコンドリアエンジンを上手に動かしつつ、細胞の酸化を防ぐことが大切になってきます。

老化が原因の病気のなかで、もっとも避けたいものの1つに、認知症があります。**糖を豊富に含む食べ物を控えることは、認知症を予防する大事な対策**です。認知症の最大の原因もまた活性酸素にあるからです。

認知症とはいくつかの脳障害の総称であり、もっとも患者数が多いのが「アルツハイマー病」です。

アルツハイマー病は、脳細胞の変質や萎縮によって、物忘れ(記憶障害)や判断力の低下を起こす疾患です。「アミロイドβ」というたんぱく質のゴミや、「タウたんぱく」という物質が脳内にたまり、神経細胞のネットワークを壊すことによって発症します。この脳内のゴミをつくり出すのが活性酸素なのです。

脳細胞が活性酸素に過度にさらされ続けてしまうと、褐色の「リポフスチン(老化色素)」という物質を沈着させます。アルツハイマー病の脳内にはシミがたくさん見つかるのですが、これこそ活性酸素によってつくられた色素沈着です。

このシミが増えると、アミロイドβの発生量が増えます。

さらに、とくに毒性の強い「アミロイドβ42」という物質が脳内に蓄積し、脳細胞の変質や萎縮を引き起こすことになるのです。

糖の多い食べ物でも、食物繊維を豊富に含むものであれば、脳細胞をこれほど傷つけることはありません。腸での消化吸収に時間がかかり、血糖値を急上昇させる心配がないからです。

しかし、食物繊維を削ぎ落とした白い炭水化物や砂糖、お菓子類は、血糖値をいっきに高めます。そして、こうした食べ物をとると、活性酸素が大量に発生しやすくなるのです。

つまり、お菓子や白い炭水化物を多く食べる人ほど脳細胞は劣化しやすい、ということ。いい換えれば、**お菓子好きの人ほど、アルツハイマー病のリスクが高い、**ということです。

7 脳のエネルギー補給には、「梅干し」1個が最高

脳にエネルギーを補給するには、結局、何を食べればよいのでしょうか。

答えは、**「酸っぱいもの」**を食べることです。

「酸っぱい」と感じるものには「クエン酸」が含まれています。クエン酸は酸味の成分です。

脳の疲れは、エネルギー不足が原因です。解糖エンジンで即効的にエネルギー不足を解消しても、その効果は一時的。

であれば、ミトコンドリアエンジンを上手に働かせて、持続的にエネルギーを供給してあげればよいのです。

ミトコンドリアエンジンの働きをよくするには、クエン酸が必要です。たとえる

なら、クエン酸はミトコンドリアエンジンにとってのエンジンオイルのようなものといえるでしょう。

ブドウ糖は細胞内に入ると、ミトコンドリアエンジンで使われる物質へと変化したのち、ミトコンドリアにとり込まれます。その物質は、「クエン酸回路」というサイクルのなかに入り、まずクエン酸に変化します。

これを契機にミトコンドリアエンジンのサイクルは回転し、ミネラルやビタミンや酵素や酸素などを使いながら、たくさんのエネルギーをつくり出していくのです。ミトコンドリアエンジンの働きが停滞すると、人体はたちまちエネルギー不足に陥ります。ガス欠と同じ状況になるわけですから、とても疲れやすくなります。

とくに脳は、ミトコンドリアエンジンから持続的に膨大なエネルギーの供給を受けています。腸も、エネルギーのほとんどをミトコンドリアエンジンから得ています。

疲労に関与するこの2大拠点が、エネルギーの主な供給をミトコンドリアに頼っているのです。

脳の疲れに効果絶大な栄養素②

疲れに効く栄養素

クエン酸

1日の推奨量 10～15g

エネルギーの生成量を増やす！

おすすめ長寿食は、これ！

梅干し	酢キャベツ	柑橘類
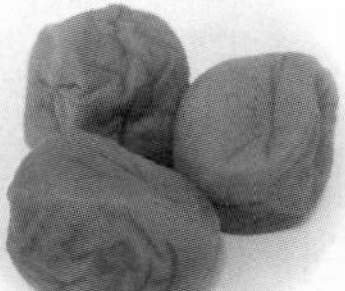	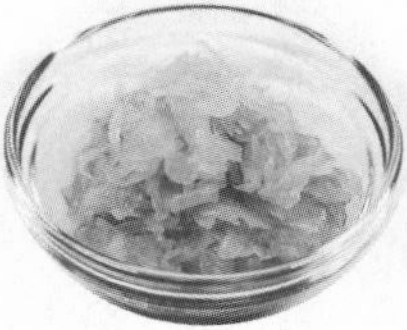	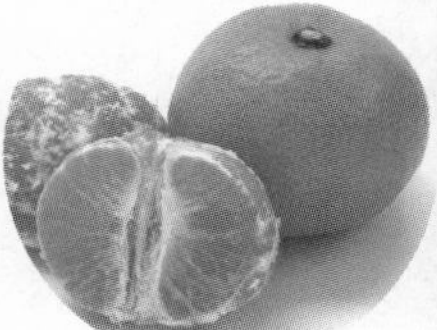
百寿者のイチオシ！	酢の物がいい！	デザートに！

このどれかを、1日1回食べよう！

ですから、疲労を回復するには、クエン酸回路を活発に動かす必要があります。それには、**その名の通り、クエン酸が重要**なのです。

クエン酸は、ミトコンドリア内で変化するぶんだけでなく、食事で摂取しても働いてくれます。体内のクエン酸の量を増やしてあげると、この回路は活発に働き、エネルギーの生成量を増やせるということです。

たとえば、レモンやグレープフルーツ、みかんなどの柑橘類にクエン酸は豊富です。梅干しやお酢にも含まれます。

ふだんの食事からクエン酸をとっておくことは、疲れにくい脳と体をつくることに非常に役立ちます。

1日1回は酢キャベツなどの酢の物を食べる。朝食のデザートにグレープフルーツやみかんを食べる。運動する際には、水を入れた水筒にレモンをギュッと搾って持っていく……。

こんな食習慣にするだけで、ミトコンドリアエンジンの働きはどんどん活発になっていきます。

また、**梅干しを1日に1個は食べましょう。**百寿者の方々に食生活を教えていただくと、毎日梅干しを食べている人が多くいます。

クエン酸回路を活性化して、疲れにくい脳と腸を築いてきたことが、健康長寿に役立っていると考えられるのです。

8 ヒューリスティックの罠——脳がだまされる瞬間

働きすぎで死ぬのは人だけです。

前頭葉が発達していない動物に過労死はありません。他人の言葉やまわりの環境にうながされて、心身を壊すほどがんばることがないのです。

日本では、過労死が深刻な社会問題となっています。世界的にも日本の過労死問題は注目されていて、「KAROSHI」は今や英語にもなっているほどです。

なぜ、人は過労死するのでしょうか。労働環境についてはたくさんの専門家や政治家が語っていますから、私はサイエンスの視点から問題点をさぐってみましょう。

人間が過労死する理由の1つは、**脳の前頭葉があまりにも大きくなった**ことです。前頭葉は大脳の前半分を占める領域で、ちょうどおでこの奥に位置します。前頭葉は思考や運動、創造をつかさどる司令塔です。言葉や精神など、人間らしい活動や思考をつくり出す分野であり、コミュニケーションにも関与しています。

人間らしさを築く高度で重要な脳が、一方で人を過労死に追い込むことがあります。前頭葉があまりに高度に進化した結果、体や心のSOSにフタをすることが簡単になってしまったのです。

『思い違いの法則』（レイ・ハーバート著、渡会圭子訳、インターシフト刊）という本では、自分の脳にだまされない20の方法が述べられています。

人は日常生活において、直感的に意思決定をする場面が幾度もあります。直感的な思考は非常に大切で、役にも立ちます。

ところが一方、ちょっとした思い込みによって、思わぬ困難に遭遇する事態も引き起こします。レイ・ハーバート氏は、こうした思い込みがもたらす困難を「**ヒューリスティックの罠**」と呼んでいます。

ヒューリスティックとは「思い違いの原因となる、すばやく直感的な判断」のことです。たとえば、会社の上司から次のような言葉をかけられたとします。

「お前がいるからこの会社は成り立つんだ。がんばってくれよ」

冷静に考えれば、自分のがんばりだけで組織が成り立つわけがないことはハッキリしています。

しかし、上司の言葉を前頭葉が信じ込んでしまうと「こんなに信頼されている。がんばってもっと認められよう」との思いが生まれます。連日の残業さえ「会社のためなのだから、しかたがない」と耐えようとしてしまうのです。

ほかにも、上司が自分の努力の歴史を、雑談でぽろっと漏らしたとします。

「自分は1日3時間の睡眠で、今の地位にまでのぼりつめた。お前もオレの地位まで来たければ、もう少しがんばってみろ」

こんなことをいわれると、もう少しくらいがんばってみようか、と思う人もいるかもしれません。

しかし睡眠時間を削ることとは、実際には出世から遠ざかる行為です。人間の脳は睡眠不足に非常に弱く、1日3時間の睡眠では生産効率が間違いなく落ちるからです。

これも一種の「ヒューリスティックの罠」です。前頭葉の起こす**思い込みが、脳や体の疲労感を覆い隠す**のです。

もしかしたら上司は励ましで言葉をかけているかもしれません。ただし、受け止める側の脳は、その言葉によって疲労を隠してしまうことがあるのです。

9

「1日1リットルの天然水」で脳は若返る！

驚くべきことに、**脳を若返らせる水**があります。

アルツハイマー病になったネズミの脳を調べると、脳の「海馬」に多量の活性酸素が付着しているのが認められました。

海馬とは大脳の一部で、記憶や学習能力にかかわる分野です。「記憶の倉庫」とも呼ばれます。海馬が活性酸素の攻撃を受け劣化してしまうと、記憶力が衰えます。ひどくなると今日食べたものも忘れてしまうようになるのです。

ところが、そのネズミに**活性酸素を消す水素水**を飲ませると、アルツハイマー病が改善されたという実験結果が発表されています。

こうした科学的根拠が広く伝えられていることもあり、最近は水素水が人気です。

ですが、人工的に水素を充填した水素水は、あまりおすすめしません。どんなに高濃度に水素を充填していても、栓を開けた瞬間に水素は抜けてしまうからです。

水素水を飲むなら、**開けたらすぐに飲む**こと。

栓をしたままであっても、水素が容器からジワジワと抜けてしまうこともわかっています。パッケージに「水素を高濃度含有」と記載されていても、実際に飲むときにはどれだけの水素が含まれているかを消費者自身が調べることはできません。

おすすめは「天然水」です。

天然水のなかには、雨雪が地層に浸透する過程で、炭酸水素イオンが溶け込んだものがあります。天然水に溶け込んだ炭酸水素イオンは、たとえ開栓しても水から抜け出ることがありません。コップに入れて飲んでも大丈夫です。飲むとサッと体内に入り、活性酸素を消去します。

ただ、フィトケミカルと同様に、水素は活性酸素と非常によく結合するため、体内に活性酸素が充満していると脳に届く前に使われてしまいます。

脳が若返るおすすめ「天然水」

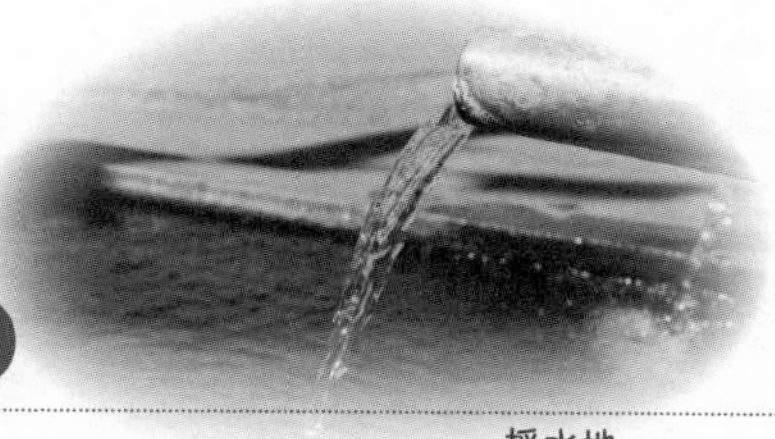

軟水

水の種類	採水地
宝の天然水	島根
さひめの天然水	島根
金城の華	島根
クリティア	静岡、山梨など
リシリア	北海道
ドクターウォーター	宮崎（極めて短時間の高温処理あり）

硬水

水の種類	採水地
四国カルスト天然水ぞっこん	愛媛
命の水	三重
浅虫温泉水・仙人のわすれ水	青森
マグナ1800	大分

脳の酸化ストレスをとろうと思うなら、炭酸水素イオンを含む天然水を1日に1〜1・5リットルほど、コップ半杯ずつゆっくりと飲むとよいでしょう。

また、天然水はできれば、「非加熱」または「短時間の加熱」のものを選びましょう。水は加熱すると生理活性を失います。その点、日本の天然水の多くは安心して飲めるクリーンでおいしい水なのです。

10 「よく噛んで食べる」——脳を若返らせる基本

誰でも簡単にできる、脳を元気にする食べ方があります。

よく噛んで食べることです。これは、きちんと科学的な理由があります。

よく噛むと唾液がたくさん出ます。唾液には、抗酸化作用の高い酵素が多く含まれています。1日3食、毎回の食事をよく噛んで食べ、抗酸化作用の高い消化酵素をたくさん出してあげれば、**脳に有害な活性酸素を消去**できます。

また、フィトケミカルを効率よく摂取することもできます。フィトケミカルは野菜や果物の細胞壁に守られています。よく噛んで、歯ですりつぶすようにして食べれば、細胞壁を壊して、フィトケミカルの摂取量を増やせます。

しかも、噛むことを意識すると、食べ物が細かくなって唾液とよく混じり、胃腸の負担も減ります。ちなみに、アゴの筋肉をよく使うので、側頭筋や、ほおからアゴにかけての咬筋などが活性化して引き締まります。小顔効果もバツグンです。

また、口やアゴからの刺激は、記憶や思考をつかさどる脳の海馬に届き、活性化させます。よく噛んで食べることは、**認知症の予防や記憶力の向上にも役立つ**のです。

ところが最近は、パクッと口に入れただけで「おいしい」と感じる食べ物があふれています。スナック菓子やファストフード、インスタント食品などが代表です。

こうした手軽に「おいしい」と感じられる食品には、「うま味調味料」が使われています。噛まなくても**強烈な幸福感が脳に直行する食品添加物**です。

あるお菓子メーカーがうま味調味料を従来の2・5倍に増やしたところ、売れ行きが爆発的に伸びたそうです。そのお菓子にダイレクトな幸福感を覚えた脳は、快感を忘れられず、「また食べたい」と要求するのです。

人類の長い歴史のなかで、噛まずにエネルギーを得られるようになったのは、わずか40年ほど前のこと。噛まずに「おいしい」と感じる食べ物は、人体にとって不自然なわけです。不自然なことを繰り返せば、活性酸素が大量に発生し、脳も体も老化します。

脳疲労を防ぐには、よく噛んでこそ「おいしい」と感じるものを食べることです。たとえば、間食やお酒の肴にスルメを食べてはいかがでしょうか。噛めば噛むほど味が出て、おいしく感じます。食品添加物や糖質など、体に負担をかけるものが入っていないことも魅力的です。

4章

だるい、血圧が高い、眠れない……
体の不調に即効！

――「内臓」がよみがえる長寿食

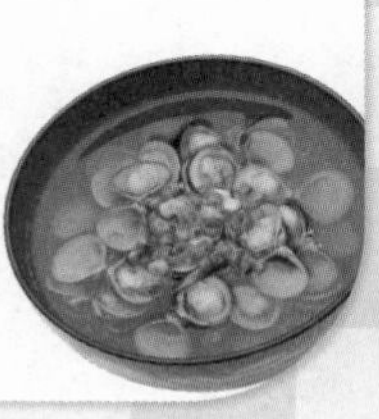

1 朝食で「白い炭水化物」を控えることから始める

ここからは、腸以外で重要な内臓を元気にする方法を紹介しましょう。

まずは「**膵臓**」です。膵臓は、**腸での栄養素の吸収をサポート**する臓器です。重さは100グラムもありません。小さな臓器ながら、1日に1~2リットルもの膵液という消化液を一生懸命分泌しています。

膵液は非常に強力な消化液で、炭水化物や脂肪、たんぱく質などの栄養素を分解する消化酵素を含んでいます。膵液は、胃から小腸へつながる十二指腸に膵臓から送り出されます。

膵液の働きによって、栄養素は細かく分解されます。膵液が栄養素を細かくしてくれることで、小腸での吸収がスムーズになるのです。

これだけでも、重要な臓器といえますが、注目すべきことはもう1つあります。**膵臓は血糖値を管理する**臓器なのです。

膵臓のランゲルハンス島という部分からは、血液中の糖の量を調整するホルモンが出されています。血糖値を下げるホルモンとして有名な「インスリン」も、ランゲルハンス島から分泌されます。

ランゲルハンス島から分泌されたインスリンは、細胞に糖を送り込んでエネルギー源として消費したり、逆に糖を蓄えたりして、血糖値を整えてくれるのです。

膵臓が疲れてしまう最大の原因は、糖質を一度にたくさん食べることです。たとえば、一度の食事で白米をお茶碗何杯も食べてしまうと、血糖値が急上昇します。

血糖値が急上昇すると、ただちに大量のインスリンが必要とされます。インスリンを大量に分泌せざるを得なくなった膵臓は、**働きすぎで疲れてしまう**のです。

疲れてきた膵臓は、インスリンの分泌量を減らします。また、インスリンが正常に分泌されたとしても、体が抵抗性を持つようになってしまい、効き目が弱くなったりします。

こうなると、インスリンも正しく働くことができません。すると、血中の糖の濃度は高いまま。この状態が糖尿病なのです。糖尿病は、血管をボロボロにする病気ですから、何としても避けなければいけません。

膵臓を疲れさせないコツは2つあります。

1つめは、**朝食に白米やパンといった炭水化物を食べない**こと。

食後でなくても血糖値が上がる時間帯があることをご存じでしょうか。

じつは、明け方の4時頃が危険な時間帯なのです。

血糖値が高くなる原因は、眠っている間に分泌される成長ホルモンです。成長ホルモンには、インスリンの効きを悪くして血糖値を上げる作用があるからです。

成長ホルモンの作用は、眠りについてから数時間遅れて現れてきます。ですから、明け方の4時頃に、血糖値が上がりやすいのです。

こうした現象を「暁《あかつき》現象」といいます。

GI値の高い食品、低い食品

主食

高GI食品

フランスパン、食パン、
うどん、ロールパン、
精白米、餅

NG

低GI食品

玄米、日本ソバ、
全粒粉パン、
全粒粉スパゲティ

OK

果物

高GI食品

パイナップル、スイカ、
バナナ、ブドウ

NG

低GI食品

リンゴ、キウイ、オレンジ
グレープフルーツ、
イチゴ

OK

デザート

高GI食品

チョコレート、ドーナッツ、
ショートケーキ
クッキー、アイスクリーム

NG

低GI食品

プリン、無糖ヨーグルト、
ゼリー

OK

暁現象が起こっているのに、朝食で白米やパンといった炭水化物から糖質をとってしまうと、朝から膵臓が疲弊してしまいます。朝から疲れた膵臓は、1日中インスリンをうまく分泌できなくなり、血糖値をなかなか下げることができないのです。ですから、朝食では糖質の多い炭水化物は避けたほうが無難。どうしても食べたい人は、玄米などの全粒穀物を選びましょう。

玄米は食物繊維をまとっている分、消化がゆっくりになり、血糖値の急上昇を防ぐことができます。ただし、糖質が含まれていることに変わりはないので、茶碗に半分程度、がベストな量です。

また、糖尿病を発症している人の場合、朝食前の空腹時血糖は、朝食を食べる時間が遅いほど高くなります。朝食はできる範囲でよいので、なるべく早い時間にとるようにしましょう。

膵臓を疲れさせない2つめのコツは、**GI値の低い食べ物を選ぶ**ことです。

GI値とは「グリセミック・インデックス」値の略。食品からとった炭水化物50

グラムが血液に入るまでのスピードを、グルコース（ブドウ糖）の場合を100として比較し、数値化したものです。

簡単にいえば、GI値の高い食べ物ほど血糖値を早く上昇させるということ。同時に、膵臓の働きを過酷にします。

たとえば、白米を食べるならば玄米のほうがGI値が低いですし、食パンなら全粒粉パンのほうがよいことになります。スイーツ好きの人は、ショートケーキよりはチーズケーキを、クッキーよりもプリンを選ぶと、膵臓の疲労を軽減できます。

161ページの図を、毎日の食事メニュー選びに活用してみてください。

2 ストレス疲れには「イワシ」が効く！

何をするにしても、イマイチやる気が湧いてこない。なんだか疲れやすくなったような気がする。このような、**だるさ、倦怠感が続く場合は、「副腎」が疲れている**可能性が考えられます。

副腎疲労は、英語でアドレナル・ファティーグといいます。海外では、慢性的な疲れや倦怠感と副腎疲労との関係が、非常に注目を浴びています。

副腎が疲れてくると、さまざまな症状が現れてきます。たとえば、次のような症状に思い当たる節はないでしょうか。

◎朝起きるのがつらい。
◎布団に入ってもすぐに眠れない。
◎感情の起伏が激しい。
◎考える力、記憶力が落ちている。
◎性欲が減退している。

副腎疲労は、私たちが人として**生きるパワーを著しく減退させる**のです。

副腎は、左右の腎臓の上にあり、重さ5～7グラムというとても小さな臓器です。ところが、その働きは甚大です。

副腎は、多くのホルモンをつくる臓器の1つ。何より、ストレスに対処するためのホルモンを分泌してくれる臓器なのです。

ストレスに対処するホルモンは、総称して「**ストレスホルモン**」と呼ばれます。

とくに現代人の副腎は、働きが過重といえるでしょう。

現代はストレス社会といわれます。ストレス過重な生活を送りやすい現代人は、ストレスホルモンの分泌量を頻繁に増やしやすく、副腎を疲弊させてしまうのです。

ストレスホルモンは、本来、自律神経にそった体内のリズムにしたがって必要量が分泌されています。ところが、心身がストレスにさらされると、いっきに分泌量を増やし、抱えたストレスに対応するようになります。

副腎の疲れを解消するには、副腎の働きを援護してあげなければいけません。そのためには、**腸内環境を整える**こと。食べ物を腸でしっかり消化吸収して、ストレスホルモンの材料を副腎に届けてあげるのです。それだけで、副腎の負担が軽くなります。

逆に、腸内環境が荒れると、副腎の負担は増していきます。腸内で有害物質が発生して、腸の細胞はもちろん、体内のあらゆる細胞で炎症が起こるからです。

副腎は、細胞の炎症に対処するため、「コルチゾール」というストレスホルモンをたくさん分泌しなくてはいけなくなります。

コルチゾールは、血糖値や血圧をコントロールしたり、免疫機能を抑制したりと、私たちの健康に不可欠なストレスホルモンです。

その反面、副腎疲労によって、コルチゾールが過剰に分泌された状態が長く続くと、高血糖、高血圧の原因にもなります。

ですから、副腎を疲れさせないように、工夫をしなければいけません。おすすめなのは、イワシやサワラ、ホタテといった魚介類を食べること。**副腎を元気にする**

「なんだか、だるい……」を解決する食材

朝起きるのがつらい

感情の起伏が激しい

すぐに眠れない

考える力、記憶力の低下

性欲の減退

副腎の疲れ

⇩

おすすめ長寿食は、これ！

気力、活力アップ！

「セレン」で副腎が元気に！

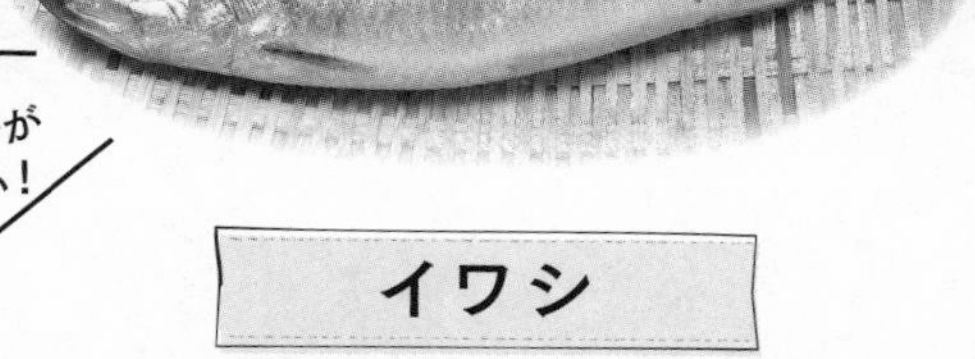

イワシのつみれ汁がおいしい！

イワシ

栄養素「セレン」というミネラルが豊富に含まれています。

セレンは抗酸化物質として、副腎の働きをサポートしてくれるのです。

野菜であれば、ネギにも含まれます。私も気力・活力を湧き立たせたいときには、ネギのみじん切りをたっぷりとのせた、味噌仕立ての「イワシのつみれ汁」を食べるようにしています。

3 二日酔いの朝は「シジミ汁」で肝臓疲労をとる

「肝臓」の役割は、お酒に含まれるアルコールの分解だけではありません。肝臓は**「体の化学工場」**とも呼ばれるほど、健康にかかわる役割をたくさん担っています。

肝臓が担う役割の数は500以上、といわれています。なかでも疲労回復に重要なのは、次の4つの役割です。

1、「栄養の貯蔵と、栄養を送る機能」

腸で吸収された栄養素は、体内で必要とされる物質に肝臓で加工されて、動脈を通って運ばれます。また、いつでも体のエネルギー源として使えるように、ブドウ糖をグリコーゲンという物質にして貯蔵する役割もあります。

2、「有害物質を処理する機能」

外から入ってきた有害物質や、悪玉菌優勢の腸がつくり出した毒素などを分解して無毒化し、排出します。

3、「胆汁を分泌する機能」

胆汁とは、肝臓で生成される、脂肪を消化するための消化液です。肝臓は、胆汁を1日に1リットルもつくり、腸の働きを助けているのです。

4、「古くなった血液を再利用する機能」

血液をつねに新鮮に保つため、古くなった血液色素（赤血球など）はひ臓で処理されたのち肝臓に送られ、ビリルビンに加工されます。ビリルビンは黄色の色素であり、胆汁の材料となります。大便の色はこのビリルビンの色素がもとになっています。

肝臓が疲れると、以上の4つの働きを含む500もの機能に、滞りが生じてきます。栄養不足、有害物質の蓄積、血液の質が悪くなる、腸の働きが悪くなる……体全体に悪影響を及ぼすのです。

肝臓をもっとも疲れさせる行為は、やはりお酒の飲みすぎです。肝臓がアルコールを処理できるスピードは、だいたい1時間に日本酒約4分の1合とされています。たとえば、一晩に3合分ものアルコールを摂取してしまうと、肝臓は12時間もそ

お酒が好きな人は肝臓をケアしよう

肝臓が疲れるとこんな弊害が!?

- 栄養不足
- 血液の質の低下
- 有害物質の蓄積
- 腸の働きの低下

⇩

おすすめ長寿食は、これ!

汁も身もしっかり食べよう!

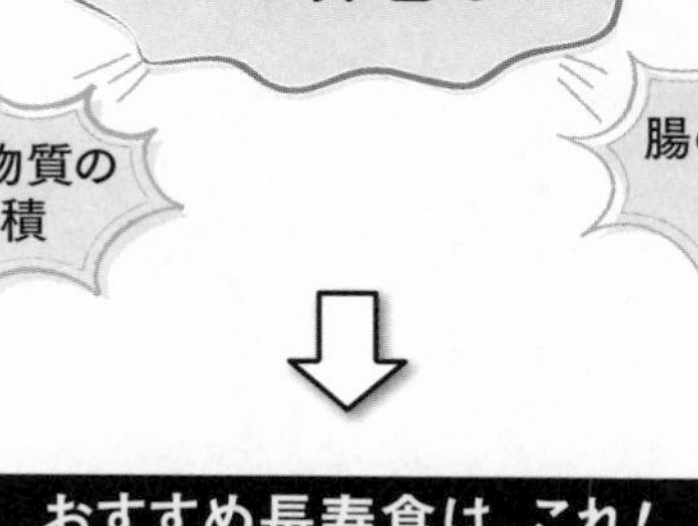

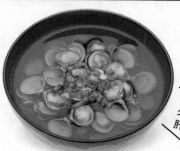

オルニチンとタウリンが肝臓を癒す

シジミ汁

の処理に働き続けなければいけなくなります。

飲みすぎて**疲れた肝臓に効くのは、シジミ汁**です。肝臓がアルコールを分解する際、活性酸素やアセトアルデヒドという有害物質が、肝臓細胞を傷つけます。そんな傷ついた肝臓細胞を、シジミに豊富なたんぱく質やビタミン、ミネラルが癒してくれるのです。

また、肝臓疲労の一因となるアンモニアを解毒する「オルニチン」や、アルコールの分解に働く「タウリン」などもシジミには含まれます。

ただし、シジミの有効成分は水に溶け出しやすいものが多いため、シジミ汁にして汁も身もキレイに食べるようにしましょう。

お酒を飲む際には、量に気をつけることです。あくまで飲みすぎが肝臓を疲れさせるのであって、適度な飲酒は、ストレス解消にもつながり、免疫力を高める作用があります。

どれくらいの飲酒量が適切かは、人それぞれ違います。アルコールを分解する酵素を持つ人と持たない人がいるからです。

簡単にいえば、お酒が強い人は、1合ならば免疫力がグンと上がり、2合になると飲まないときと同等の状態になります。3合になると、今度は免疫力がガクンと下がります。

お酒をまったく受けつけない下戸の人は、飲んではいけません。ですが、基本的にお酒を飲むのが「楽しい！」という人は、飲んだほうがよいのです。

ただし、量は2合までと覚えておくこと。ビールなら中瓶で2本、焼酎ならば2杯、ワインも2杯までです。

4 心と脳を健康に保つ「朝と夜の生活習慣」

「自律神経」の乱れ——これは、内臓疲労をもたらす大きな原因の1つです。

体はもちろん、**心にも脳にもさまざまな悪影響を及ぼす**ため、放置しておくことはできません。

自律神経には、交感神経と副交感神経の2つがあります。

交感神経は、活動時や運動時に優位に働く神経で、主に昼間に活性化します。日中、意欲的に働くには交感神経がしっかり動くことが大事です。

一方、副交感神経は休息時に優位に働く神経。リラックス時や食事のときに活性化し、主に夕方から夜間に働きます。

免疫学の世界的権威であった故・安保《あぼ》徹《とおる》新潟大学名誉教授は、次のように語っていました。

「交感神経と副交感神経は大自然のリズムや自分の生活リズムにあわせて優位になったり、低下したりする。自律神経のメカニズムを知って上手に拮抗させれば、重い疲れをなくし、心地よい疲れを感じやすくなる」

逆に、自律神経のリズムに狂いが生じると多くの体調不良が起こってきます。

たとえば、昼夜逆転の生活をすると、本来は副交感神経が優位になるべき夜間に交感神経が働きすぎ、副交感神経がうまく働けなくなります。

残業続きの人、夜間勤務の人、自宅に仕事を持ち帰る人、夜遅くまでスマートフォンやパソコンをいじってブルーライトを浴びている人……。

忙しい人や生活リズムが乱れている人ほど、交感神経が働きすぎて、自律神経のバランスを乱しがちなのです。

交感神経が働きすぎていると、休息時にも心身がリラックスできません。睡眠中も十分に体を休めることができないのです。

反対に、副交感神経が優位になりすぎて、疲れている人もいます。

日中、体をあまり動かさない生活をしていると交感神経が活性化しません。副交感神経がダラダラと働き続けます。すると、ちょっと動いただけで心身に疲れを感じるようになるのです。

では、自律神経の乱れを整えるには、どうすればよいのでしょうか。

昔からよくいわれることですが、**規則正しい生活をすることがいちばん**です。朝は早めに起床し、日中は活動的に働き、夜は早めに帰宅して睡眠をしっかりとる。生物として当たり前の生活が、自律神経のバランスを整えてくれるのです。

5 ホメオスタシス――脳が暴走する前に「体の声」を聞こう

「ホメオスタシス」という言葉をご存じでしょうか。

私たちをとりまく環境は、たえず変化しています。寒くなったり暑くなったり、晴れたり雨が降ったり、環境はつねに一定ではありません。

そんな外界の環境の変化に応じて、**体内環境を一定に整える働き**をホメオスタシス（恒常性）といいます。

このホメオスタシスは体内環境が乱れるとアラームを発し、私たちに危険信号を送ってきます。

たとえば、夏の猛暑日に「のどが渇く」という感覚もその1つ。

水は生命機能の維持に欠かせない、人体にとってもっとも重大な物質です。そこで体はホメオスタシスを保つため、わずか2パーセント水分が減った時点で、のどの渇きを起こします。このアラームがあるからこそ、私たちは水を飲むことを忘れずにすむというわけです。

疲労にも同じことがいえます。

疲労を感じるのも一種のホメオスタシスの乱れ。「休息をとりなさい」「自律神経の働きが乱れているよ」と私たちに伝えるアラームです。このアラームには素直にしたがうべきです。

ところが、責任感の強い人ほど、このアラームを無視しがち。仕事が立て込んでいると、「がんばらなければいけない」と脳がアラームを打ち消してしまうのです。

同様に、やりがいや達成感、喜び、賞賛、報酬なども疲れを忘れさせます。

こういった状態を「**疲れのマスキング（包み隠す）**」といいます。

疲れのマスキングが起こると、人はつらさを忘れ、疲れていても自分にむち打つようになります。がんばっている自分に対して、脳のなかで**多幸感や快感が湧き起こるホルモンが分泌される**からです。

これは非常に危険な状態です。ホメオスタシスからのアラームを無視すれば、やがて「悪い疲れ」に心身が支配され、ついには重篤な病気や過労死が招かれるでしょう。

人生にやりがいはもちろん大事。でも、本当のやりがいとは、健康な心身があってこそ実感できることを忘れてはいけません。

ホメオスタシスは「自律神経」「内分泌系（ホルモン）」「免疫」の3大要素で成り立っています。この3つによって、健康は守られています。

疲労がたまると自律神経が乱れる。次に、ホルモン分泌が乱れる。最後に、免疫力が弱っていくという方向で悪化します。

最後の砦の免疫が疲れたとき、がんや心筋梗塞など命の危険性の高い重大な病気、うつ病などの精神疾患が起こるのです。

6 カルシウムは「マグネシウムと一緒にとる」が長寿のコツ

「カルシウム・パラドックス」という言葉をご存じでしょうか。

「カルシウムの摂取量が不足すると、体内のカルシウム量が過剰になる」という、体内で矛盾が起こる現象です。

体内のカルシウムは主に骨や歯に内在しています。ただし、1パーセントだけは筋肉や神経、体液に存在し、「血液の凝固を助ける」「筋肉の収縮をうながす」「酸素を働かせる」「心臓が正常に働くように支える」などの働きを行なっています。

すべて生命活動に直結する働きであり、それが損なわれればホメオスタシスは途端に破綻します。そのため、この1パーセントのカルシウムをわずかでも減らさないよう、体は厳重に管理しているのです。

では、体がカルシウムの減少を感知するとどうなるでしょうか。

のどに位置する「副甲状腺」という小さな臓器から、副甲状腺ホルモンが分泌されます。1パーセントのカルシウムが減ってしまったことを知らせるSOSです。

このSOSを受けとると、体は**骨に含まれるカルシウムを血液中に溶出**させ、不足分を補おうとします。

問題なのは、1パーセントのカルシウムが満たされたのちも、副甲状腺ホルモンの分泌はピタッと止まらないこと。不足分が補われても、骨からのカルシウムの溶出は続いているのです。

こうなると、心筋梗塞や脳梗塞の発症リスクが高まります。必要以上に放たれた**カルシウムが血管の壁に付着する**からです。

血管壁は付着したカルシウムによって弾力を失い、動脈硬化を起こしやすくなります。弾力を失った血管は傷つきやすく、血栓（血の塊）ができる危険性が高くなります。この血栓が心臓の血管を塞いでしまうと心筋梗塞、脳の血管を塞ぐと脳梗塞になるのです。

同じような現象が、カルシウムの過剰摂取でも起こります。カルシウム過剰症によって、血管が劣化していくと、高血圧症や認知症、神経の変性などのリスクが高まります。

健康に必要だからといって、サプリメントなどで単一成分を不自然にとると、過剰症を起こしやすくなるので気をつけましょう。

カルシウムは体に不可欠なものだけれども、過剰になりすぎると害も大きいのです。そこで、このバランスを上手に整える方法をご紹介しましょう。

いちばん大事なのは、**マグネシウムを一緒にとる**こと。

マグネシウムには、カルシウムを細胞の外に運び出す作用があります。カルシウムが細胞内に過剰に蓄積されるのを防いでくれるのです。カルシウムはマグネシウムがあってこそ、生命維持にかかわる重要な働きをバランスよく行なえるのです。心筋梗塞など血管からくる心臓病には、マグネシウム不足が深く関与していることもわかっています。

実際、フィンランド国立公衆衛生研究所は、カルシウムとマグネシウムの豊富な水が心筋梗塞を予防するという疫学的データを発表しています。

10年間かけて行なわれたこの調査により、水の硬度が低い地域の住民は、高い地域の住民に比べて、心筋梗塞による死亡率がはるかに高いことが証明されたのです。

水の硬度とは、カルシウムとマグネシウムの量を数値化したもの。硬度が高いほど、カルシウムやマグネシウムを多く含みます。水の硬度が上がるほど、心筋梗塞のリスクが下がることが、たしかめられています。

西欧ではマグネシウムの1日350ミリグラムの摂取が推奨されています。この数値を満たしていない人に、心筋梗塞の発症が多く見られるのです。

理想は、ミネラルを含む硬水を1日最低1リットルは飲むように努めること。海藻や大豆食品、魚介類など、ミネラルが豊富な食材を同時に食べるとより効果的です。

7 卵料理で「天然の若返り剤」を補給できる!

私たちを若々しく、元気にしてくれる代表的なホルモンに、男性ホルモンや女性ホルモンなどの性ホルモンがあります。

性ホルモンは、男性は男性らしく、女性は女性らしくあるための内分泌物です。ただ、**50歳前後になると性ホルモンの分泌量は激減**してしまいます。人が生殖能力を失うからです。

だからといって、男性ホルモンや女性ホルモンがいらなくなるわけではありません。生殖期を過ぎたのちは、性ホルモンは若々しさの源泉となり、健康長寿を保つ

“天然の若返り剤”として働きます。

さて、更年期とは、性ホルモンが減少する45～55歳の時期を指します。

更年期はさまざまな不快症状のほか、疲れが現れます。気持ちがふさぐことも多くなります。そうした症状は、性ホルモンの激減から生じるのです。

女性の更年期障害はよく知られますが、男性も性ホルモンが激減すると、更年期障害が起こります。

どうすれば更年期以降も性ホルモンの分泌量を激減させずにすむでしょうか。

男性ホルモンも女性ホルモンも、**材料となるのは「コレステロール」**です。

50歳をすぎてコレステロール値が高くなる人は少なくありませんが、これは性ホルモンを増やそうとする体の保護システムなのです。

体内にあるコレステロール量のうち8割は「肝臓」でつくられます。50歳をすぎてからは、肝臓はセッセとコレステロールを生成するようになります。不足しやすい性ホルモンをつくり出そうとする、体の自然の反応ともいえるでしょう。

ところが、コレステロールは敵視されがち。動脈硬化の原因物質とされているからです。

たしかに、コレステロールなどの脂質は活性酸素によって酸化しやすく、過酸化脂質という毒性の強い物質に変化します。しかし、もとをたどれば動脈硬化をつくる真の原因物質は、脂質を変化させる活性酸素です。

では、コレステロール値が少しでも高いと、医師が降下剤をすすめてくるのはなぜでしょう。

コレステロール降下剤は、年間で数千億円という莫大な利益を生み、製薬会社とそれを処方する医療従事者の収入になっているからでしょう。

一方、コレステロール降下剤を服用しても、心疾患による死亡率も総死亡率も、改善されなかったことが明かされています。

反対に、最近の研究では、**コレステロール値は少々高めの人のほうが長生き**であることもわかっています。

体内のコレステロールは、8割を肝臓でつくりますが、残り2割は食事から得ています。

50歳以降はこの食事から得るコレステロールも大切です。食事からコレステロールをとることで、肝臓の働きを軽減できるからです。

コレステロールは卵、レバー類、ウナギ、スルメイカなどに豊富です。「性ホルモンが欲しい」と食べすぎてはいけませんが、50歳をすぎたら適度に摂取するのは大事なことだったのです。

卵であれば1日に2~3個が適量です。

コンビニエンスストアで売られている食品の多くには、食品添加物が含まれますが、味つけでないゆで卵には入っていません。

小腹が空いたなとコンビニに立ち寄るなら、唐揚げや菓子パンを買うよりゆで卵をおすすめします。

8

オメガ3系――「細胞レベル」で元気になる油

人体を構成するものは、すべて細胞からできています。内臓も骨も筋肉も、もとをたどれば、すべて細胞に行き着きます。

ですから、細胞自体を元気にすることができれば、心身ともに元気になっていく、といえます。

細胞を元気にするために、**とても大切な栄養素が脂質**です。

脂質というと、肥満の原因のように考えられてしまい、悪いイメージが先行しています。たしかに、脂質はエネルギー量が大きく、消費できなかったぶんは体に蓄えられる性質を持っています。

ただ、脂質は炭水化物、たんぱく質と並ぶ体に欠かせない3大栄養素の1つ。体を動かすエネルギー源になるほか、神経組織やホルモンの生成にも使われます。何より、細胞の質を上等にしてくれるのが脂質です。細胞レベルから疲労を改善するには、脂質のとり方が重要になってくるのです。

食品の油脂はその性質から、動物性の食品に多く含まれる飽和脂肪酸と、植物や魚介類に豊富な不飽和脂肪酸に大別されます。

もちろん、どちらも大切ですが、注目すべきは不飽和脂肪酸のほう。注目すべき理由とともに詳しく解説しましょう。

不飽和脂肪酸は3つに大別することができます。

オメガ3系脂肪酸、オメガ6系脂肪酸、オメガ9系脂肪酸です。

このうち、オメガ3系とオメガ6系の脂肪酸は、必須脂肪酸と呼ばれています。どちらも体内で合成することができないのが特徴。オメガ3系とオメガ6系の脂肪酸は、**食事で摂取するしかない**、ということです。

飽和脂肪酸も不飽和脂肪酸も細胞膜の材料になります。細胞膜には、主に細胞を守る役割があります。栄養素や酸素、水分を細胞内にとり込んだり、細胞内の不要物を外に出したりする働きです。

細胞膜が貧弱になると、

◎とり込んだ栄養素や酸素がもれ出す。
◎有害物質の侵入を簡単に許す。
◎活性酸素にたちまち酸化される。

こうした大きな問題が起こります。そんな大切な細胞膜の質を決定づけるのが、オメガ3系とオメガ6系の脂肪酸です。

オメガ3系には、細胞膜を柔軟にし、炎症を抑える作用があります。

一方、オメガ6系には、細胞膜をかたく丈夫にするとともに炎症をうながす働きがあります。

柔軟で丈夫な細胞膜――つまりは、病気にも炎症にも強い細胞膜を築くには、オメガ3系とオメガ6系のバランスが非常に大事なのです。

オメガ3系とオメガ6系の脂肪酸の**理想のバランスは、1対4**とされます。ところが現代の食生活は、オメガ6系の摂取量が圧倒的に多く、オメガ3系の摂取量が不足しがち。困ったことに、とてもアンバランスな状態なのです。

オメガ3系の脂肪酸は、意識しないとなかなか摂取することができません。というのも、オメガ3系の脂肪酸は亜麻仁油やエゴマ油といった食用油や、マグロやサバ、サンマ、イワシなど主に青背の魚に含まれるのみだからです。

逆に、オメガ6系の脂肪酸は加熱調理に使う油に豊富です。加工食品のほとんどにもオメガ6系は含まれます。

「植物油」と原材料欄に書かれていたら、ほとんどがオメガ6系と考えてよいでしょう。しかも、オメガ6系は日常的に食べている献立のほとんどに含まれます。意識せずとも摂取できるのが、オメガ6系なのです。

オメガ3系とオメガ6系の脂肪酸の代謝酵素は、体内でシーソーのような拮抗関係で働きます。オメガ6系をとり過ぎれば、オメガ3系とのバランスが崩れ、細胞膜の質を著しく悪化させるのです。

近年、アレルギー性疾患やがんなど、炎症が強く現れる病気になる人が増えているのは、オメガ6系とオメガ3系の摂取バランスの崩れが一因とも考えられます。

9 「スプーン1杯の亜麻仁油」で全身をリフレッシュ!

現代の食事は、オメガ3系脂肪酸の摂取量が圧倒的に少ない。その現状が細胞の質を劣化させやすくしている――。

であれば、オメガ3系脂肪酸をもっと意識してとらなければいけません。

ただ、**オメガ3系の脂肪酸はとても酸化しやすい**性質を持ちます。酸化した油が体内に吸収されると、逆に細胞膜にダメージを与えてしまいます。

オメガ3系の脂肪酸の摂取を目的とするなら、加熱は避けましょう。生のまま食べることです。

私は毎日、**亜麻仁油かエゴマ油をスプーン1杯とる**ようにしています。

亜麻仁油は「生臭い」「青臭い」「苦い」という人もいます。風味が気になるなら、サラダや青菜のお浸し、温野菜、味噌汁、納豆などに少量ずつかけてみてください。そうすると、料理にコクが出てとてもおいしくなります。

また、ていねいに製造されたものを選ぶことも、おいしい油選びのポイントです。「低温圧搾（コールドプレス）」という昔ながらの製法でつくられている商品を選びましょう。

一般的に油は機械を使っていっきに搾ります。ただ、急速に搾ろうとするため摩擦熱が生じます。その熱によって酸化してしまう恐れがあるのです。

一方で、低温圧搾は摩擦熱が生じないように、ゆっくりと時間をかけて搾る技法。

こちらであれば、酸化の心配はありません。

また、「一番搾り」であることも大事なポイント。一番搾り以外の油は、化学溶剤を使って搾られることがほとんどだからです。有機農法で育てられた種子が使われていれば最高です。

最後に、入れ物にも注目してみてください。

よい油は黒っぽくて小さめのガラス瓶に入っています。色が黒なのは、光を通さないことで酸化を防ぐ効果があるため。ガラス瓶が使用されるのは、プラスチックが溶け出すことを避けるためです。

基本的にオメガ3系脂肪酸の油は少々高価。ただ、ストレスフルで疲れやすい現代社会に生きる私たちが、疲労しにくく元気で若々しい体と心、そして脳を築くためには必要な油です。

今日、スプーン1杯の亜麻仁油をとることで細胞レベルから元気になれるのなら、コストパフォーマンスはとてもよいと思います。

私のお気に入りメニューは、**新鮮な青背の魚のお刺身でつくるカルパッチョ**。薄切りのお刺身に岩塩少々と亜麻仁油やエゴマ油をかけ、レモンかライムを絞ります。簡単にできる一品ですが、このカルパッチョは細胞のリフレッシュ効果が抜群なのです。

5章

さらに心と脳が イキイキする長寿の習慣

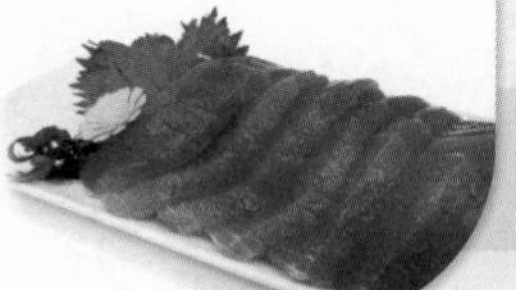

1

50歳からは「主食」は1日1回でいい

本書もそろそろ終わりに近づいてきました。この章では、100歳まで健康に過ごすために有効な「食常識」について、まとめて紹介したいと思います。

まずは「主食」、つまり「糖質」のお話からです。

50歳をすぎたら、「主食」をなるべく控えることが重要になります。

50歳という年齢は、「生殖のための体」から**「健康長寿のための体」へと切り替えるための重要な転換点**。ちょうど50歳前後に更年期が始まり、性ホルモンの分泌量が減ってくる時期だからです。

更年期に入ると、体をつくる細胞・臓器の老化や、ホルモン分泌の減少が生じ、人によっては気力の減退や体調悪化などの症状を起こすこともあります。それにともない、1章で紹介した解糖エンジンを利用して働く筋肉細胞や生殖機能も衰えていきます。

したがって、50歳をすぎたら、多量の糖を必要として燃費の悪い解糖エンジンではなく、エネルギー産生効率のいいミトコンドリアエンジンに切り替える必要があるのです。

では、ミトコンドリアエンジンに切り替えるには、どうすればいいでしょうか。白米や麺類、パンといった**「糖質中心の食事」を改めればいい**のです。

50歳以降も糖質を必要以上にとり続けていると、体内がつねに糖質過多な状態となってしまいます。すると、ミトコンドリアエンジンの働きが鈍ったり、ミトコンドリアの数が減ったりして、必要なときに動かなくなってしまうのです。

一方、糖質の摂取を控えておくと、ミトコンドリアは体にたまった脂肪を使ってエネルギーをつくり出すようになります。糖質が入ってこなければ、ミトコンドリアは脂肪を燃焼させるのです。すると、エネルギーを減らすことなく、肥満も改善できます。

また、肥満体型の人が適正値まで体重を落とすと、**長寿遺伝子と呼ばれる「サーチュイン」が働き出す**ことがわかっています。

サーチュインには、ミトコンドリアの合成に必要な遺伝子を活性化する働きがあります。サーチュインが目覚めると、新しいミトコンドリアがどんどんつくられるのです。

新しいミトコンドリアは、活性酸素をあまり発生させない高性能のエンジン。新型の車ほど排気ガスの量が少なく、古い車ほど排気ガスをたくさん出すのと同じことです。

50歳をすぎても、内臓疲労を防ぎ、健康長寿でエネルギッシュに人生を楽しむためにも、高性能のミトコンドリアをどんどん増やしていきたいもの。

ですから、主食や甘いもの、お菓子類はできるだけ控えるようにしましょう。

40代のころから糖質の摂取量を減らしていき、ゆっくりとミトコンドリアエンジン主体へと移していくのが理想です。

とはいえ、どうしても主食がないと口寂しいという人もいるでしょう。

それなら、1日1食、自分へのご褒美感覚で、小さな茶碗に玄米や五穀米を半分だけ食べることをおすすめします。

2

「野菜→主菜→主食」の順番で食べる

「糖質制限はエネルギー不足になる」と、主張する専門家がいます。

結論からいうと、まったく心配いりません。

あらゆる食べ物は、糖質を含んでいるからです。根菜や果物にも豊富ですし、葉野菜にもわずかながら含まれます。そもそも徹底して糖質を避けるのは非常に難しいのです。

むしろ私は、糖質制限の一環である、「主食を控えること」に賛成です。根菜や果物は糖質を含みますが、食物繊維が豊富。腸での消化吸収に時間がかかり、白米やパン、麺類といった主食よりも血糖値の上昇がゆるやかです。

私は糖質制限よりも、現代人の糖質のとりすぎが心配です。

糖質のとりすぎは、活性酸素を増やすだけではありません。

体内の「**糖化**」を進行させてしまうのです。

糖化とは、たんぱく質と糖が結びつき、たんぱく質が劣化する反応のことです。酸化のイメージを「サビ」とするなら、糖化のイメージは「コゲ」。たんぱく質と糖質が結びついて糖化が進むと、たんぱく質はまるでコゲたような状態になってしまうのです。

たとえば、トーストや焼きおにぎりを想像してください。

たんぱく質と糖質が一緒に加熱されると、こんがりとした焼き色がつきます。この状態こそ、糖化の成れの果ての姿です。それと同じ現象が、人の体内でも起こってくるのです。

コゲてしまったたんぱく質のことをＡＧＥ（終末糖化産物）といいます。ゴミになったたんぱく質という意味で、私は「ゴミたんぱく」とも呼んでいます。

ゴミたんぱくが体内で発生すると、活性酸素をしのぐ老化の元凶となることがわかっています。もちろん、内臓老化・内臓疲労も引き起こします。

ゴミたんぱくは体のあちこちに蓄積し、細胞を次々に老化させていきます。これを**「スローミイラ化」現象**といいます。皮膚がたるみ、神経もおかされ、体がミイラ化するように、ゆっくりと老化していくことになるのです。

たんぱく質がゴミたんぱくになると、もうもとには戻せません。しかも、ゴミたんぱくは、体外に排出されにくい性質を持ちます。血管や組織に沈着して老化を招き、内臓疲労を悪化させていくのです。

まずは、自分の体で糖化がどのくらい起こっているのかを知りましょう。

健康診断などで血液検査を受けると「ヘモグロビンＡ１ｃ」の数値が示されます。

これは血液中のたんぱく質であるヘモグロビンが糖化した物質で、ゴミたんぱく化する前段階のものです。

正常の範囲は6・0～6・4パーセント（NGSP値）。血糖値が高いほどこの数値も上がるため、糖尿病の発症を知る指数とされています。この数値が高いということは、**体内でゴミたんぱくの予備軍が増えている**ことを表すのです。

ほかにも、糖化の進行度は肌を見てもわかります。

皮膚を形成する「コラーゲン」は、ゴミたんぱくの害を受けやすいたんぱく質の1つ。実年齢より老けて見られる人は要注意です。

コラーゲンにゴミたんぱくが発生すると、弾力や張りが失われ、シワの多い肌になります。くすみやたるみといった肌トラブルが増えてきて、実年齢より老けて見える原因になります。

糖化によりゴミたんぱくが発生する最大の原因は、体内にエネルギーに変えられなかった糖が余っていること。余分な糖がたんぱく質と結びついてしまうのです。

ですから、ゴミたんぱく対策には、体内の糖の量を減らすことが大切です。50歳をすぎた人、デスクワークなどであまり動かない人の体は、ブドウ糖を多く欲していません。主食やお菓子類を控えるだけでかまいません。ゆるやかな糖質制限をしましょう。

もっとも避けたいのは、「ラーメンとギョーザのセット」「うどんとミニ親子丼のセット」「パスタやピザとデザートのセット」のように、糖質が主成分となる料理を一度にたくさん食べること。大量の糖が血液中に一気に流れ込み、体内のスローミイラ化を進めてしまうことになります。

また、食べる順番にも気を配ると、糖化を防ぐことができます。「野菜→主菜→主食」の順番で食べるのです。いわゆる「**ベジタブル・ファースト**」の食べ方です。

具体的には、まずキャベツやトマトを中心としたサラダを小皿に1杯食べます。市販のドレッシングやマヨネーズは食品添加物も糖質も多いので避けます。

サラダの味つけは塩と亜麻仁油。これだけでもおいしくいただけるのです。

野菜の特徴は何といっても、食物繊維が豊富なこと。

食物繊維には糖を吸着する働きがあります。余分な糖を便として排出してくれるのです。ですから、食事のはじめに、食物繊維をとって**糖質を受け入れる準備**をします。

次に主菜。いわゆるメインディッシュです。

主菜はたんぱく質を中心としたものになるでしょう。魚、肉、卵などの動物性食品や、豆腐や納豆など大豆食品です。これらの食材には、細胞の材料になるたんぱく質が豊富に含まれます。

主菜を半分ほど食べたところで、必要ならば主食をとればよいのです。

玄米や雑穀米を小さなお茶碗に1杯まで、というルールを守れば、糖化のスピードを抑えることができます。

100歳まで「長生き元気」の食べ方

この3カ条を身につけよう！

ルール1
「野菜→主菜→主食」
の順で食べる

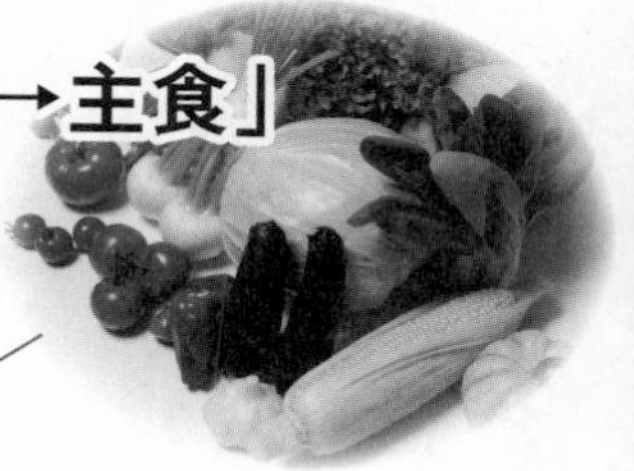

ベジタブルファースト！

ルール2
「揚げる」「焼く」より
「煮る」「ゆでる」「蒸す」

NG
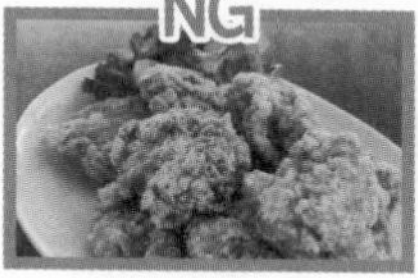
唐揚げ

OK
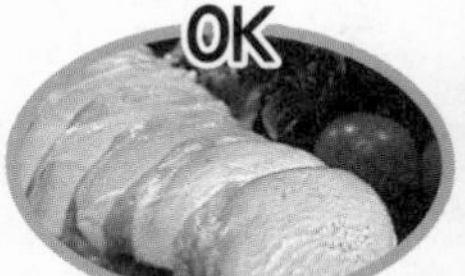
蒸し鶏

ルール3
電子レンジはなるべく短時間
で利用する

NG
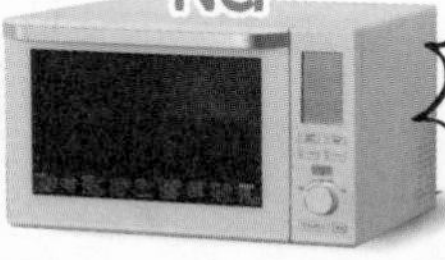

高温調理を長く続けると、「**ゴミたんぱく**」が発生しやすい

3

生涯現役——「4：3：3の比率」で3食を整える

加工食品や市販のお惣菜、お弁当を頻繁に食べる人の顔色には、1つ特徴があります。**黄色くくすんで見える**のです。

内臓疲労が進んでしまい、それが顔色に表れているのでしょう。顔色からイキイキとした生気が感じられないのです。

加工食品や市販のお惣菜、お弁当などできあいのものを食べることが多いという人は、フィトケミカルの豊富な野菜や果物を、せめて1～2品加えてください。

レタスと一緒にシソを洗ってちぎって小鉢に入れる。そのうえにスプラウト類を、根っこをザクッと切って洗ってのせ、ミニトマトを5個くらい散らす。味つけは塩と亜麻仁油のみ。**1分間でできる簡単健康サラダ**です。

このサラダを毎日手づくりして食べるだけでも、体も心も楽になってきたと実感できるはずです。ちなみに、1日3回の食事のなかでもっとも重要なのは朝食。

人の体内リズムは24時間より、少し多いくらいだといわれています。何も意識せずに過ごしていると、1日のリズムと、体内のリズムとの足並みが揃わなくなってきます。

食事には自律神経の切り換えをするスイッチの役割があります。

副交感神経から交感神経に切り替わる朝は、自律神経のバランスがもっとも乱れやすい時間帯。

実際、起床後からお昼まで何も食べないでいると、体内のリズムと自律神経のリズムの足並みが揃わなくなります。すると、内臓はどのリズムにしたがって働けばよいのかわからなくなり、疲れやすくなるのです。

つまり、**朝食を食べない人ほど、疲れやすい**のです。

ですから、きちんと朝食をとって、1日のリズムと体内のリズムの足並みを揃えてあげましょう。

しかも、体のリズムを整えない状態を長く続けると、その害は20年後に表面化することがわかっています。

朝食の欠食は、悪玉コレステロールを上昇させて肥満になりやすく、脳出血や脳梗塞の発症率を上昇させるという報告もあります。

早稲田大学先進理工学部の柴田重信《しばたしげのぶ》教授の調査では、「朝食：昼食：夕食」の比率が「2：3：5」の人が多いことが示されました。

これを、せめて**「3：3：4」の比率にする**のが望ましいと柴田教授は報告しています。ちなみに私は、20年後も生涯現役を目標にしていますから「4：3：3」の比率で3食を整えるようにしています。

朝食でとったものは、1日を活動的に過ごすエネルギー源になります。

ほとんどの人の生活では、朝から昼にかけての活動量がもっとも多くなり、代謝も活発になります。朝食をしっかり食べておけば、活動量の多い時間帯でもエネル

朝食、夕食におすすめの食べ物

朝食

野菜、海藻、キノコ、果物をとって
活性酸素の大量発生に備えておく！

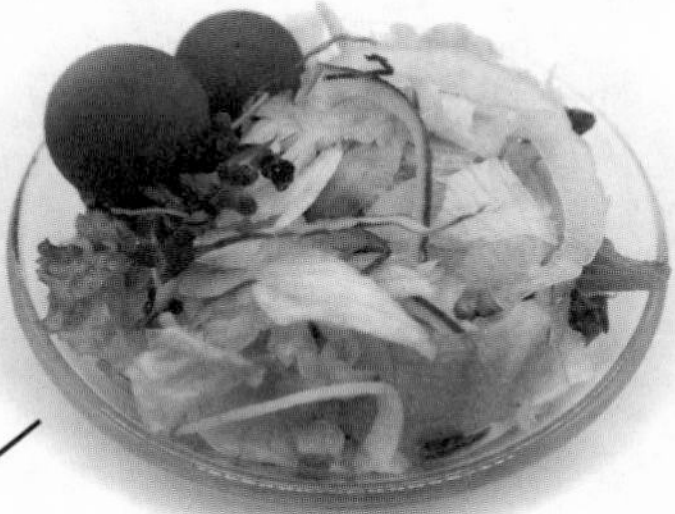

塩と
亜麻仁油で
どうぞ！

食材
レタス、シソ、
モヤシや
かいわれ大根、
ミニトマトなど

簡単健康サラダ

夕食

副交感神経を刺激して、グッスリ眠る準備を！

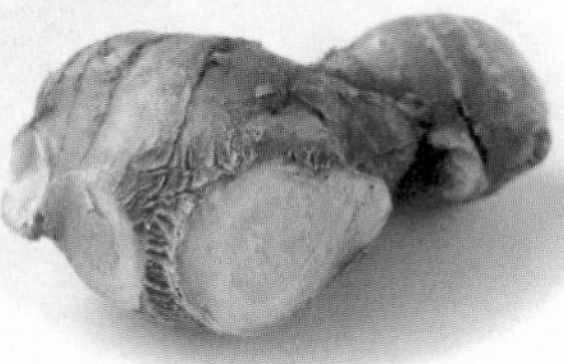

体をポカポカに
温めよう！

スライスして
味噌汁、鍋に
入れよう！

ショウガ

ギー不足になりません。

また、日中に電磁波や排気ガスを浴びれば、大量の活性酸素が発生します。細胞の酸化を防ぐには、朝食でフィトケミカルをしっかりとって、**活性酸素の大量発生に備えておきたい**のです。

ですから、朝食では野菜たっぷりのサラダや、海藻、キノコ、果物でビタミン、ミネラル、フィトケミカルをとりたいのです。

一方、夕食は、自律神経を副交感神経優位にして、グッスリと休むために必要な食事。夜は忙しくて食事のヒマがないという人でも、何も食べずに寝たり、コンビニ弁当で済ませてしまうのは、おすすめしません。

温かい味噌汁を1杯だけでも飲むことをおすすめします。

夕食のお供にとくにおすすめなのは、ショウガです。

ショウガの刺激的な味は、ジンゲロールという成分によるもの。ジンゲロールは加熱するとショウガオールに変わります。

ショウガオールは副交感神経を刺激してくれます。血管を広げて血流をよくし、体を深部から温める作用があります。ポカポカと体を温めてくれるのです。

私は、鍋料理には必ずショウガを多めに入れます。味噌汁にも薄くスライスしたショウガをよく加えます。

また、夜にお酒を飲むなら、スライスしたショウガを2～3枚入れた焼酎のお湯割りもおすすめです。

4 週に2回、ステーキを食べる

肉料理を夕飯のメインディッシュにする人は多いでしょう。

しかし、夕飯に脂の多い肉料理を食べると、消化に時間がかかり、胃腸の負担になってしまうことがあります。

とはいえ、朝からステーキというのも、重たくて胃腸が受けつけません。肉料理を食べるベストタイミングは、昼。私は自らの健康のために、週に2回ステーキを食べる日をつくっていますが、たいていはランチにいただいています。

肉は、**必須アミノ酸のバランスが非常によい食材**です。牛肉、豚肉、鶏肉などは、いずれも必須アミノ酸のバランスがよく整っています。

だからといって、牛肉だけ食べる、豚肉だけ食べる、という偏った食べ方はいけません。どの肉も満遍なく食べましょう。

私たちの体を構成する約37兆個の細胞は、たんぱく質を主成分につくられています。体内のたんぱく質が良質かどうかは、私たちの健康を大きく左右します。

たんぱく質はアミノ酸を合成することでつくられています。20種類のアミノ酸を合成してつくるのですが、そのうち11種類は体内でつくることができます。ただ、残りの9種類は食事で摂取するしかないのです。

食事で摂取するしかない9種類のアミノ酸が、必須アミノ酸です。

必須アミノ酸のバランスは、「桶」にたとえられます。桶は細長い板を筒形に並べてつくられます。板が長ければ水がたくさん入りますが、どこか1片でも短いと、そこから水がこぼれます。

必須アミノ酸のバランスもこれと同じ。何か1つだけ豊富にあっても、**ほかに足りないものがあれば、余剰分が無駄になってしまう**のです。

ですから、必須脂肪酸のバランスが優れている肉は、良質のたんぱく質をつくる最高の材料になるわけです。

ただ一方で、肉は脂肪分も多く、腸内の悪玉菌のかっこうのエサにもなります。毎日肉をたくさん食べてしまうと、腸内環境が悪くなってしまうのです。

肉料理は週に2回程度がベスト。

肉料理のなかでも、おすすめはステーキ。ステーキがよいのは、ニンニクと塩コショウで焼くというシンプルな味つけで、とてもおいしくいただけるからです。

ほかの肉料理——たとえば、焼き肉に使うタレは糖質や添加物が多いです。ハンバーグもパン粉などの糖質を使い、さらにソースにも添加物が含まれがちです。

ステーキを食べるときのコツは、肉の倍以上の野菜を食べること。野菜が善玉菌やヤセ菌のよいエサになり、悪玉菌の異常繁殖を防いでくれます。

私は、おかわり自由のサラダバーのあるファミレスで、ステーキとたっぷりのサラダを食べています。

5 「1日2〜3杯のコーヒー」で気分転換

疲労感をやわらげるには、気分転換もとても大切です。

ただし、疲労が消えたわけではない、ということを忘れてはいけません。

根本的な食事や生活の改善をしないまま、気分転換ばかりしていると、疲労は体に根づいてしまいます。あくまでも、根本的な疲労を解消するには、1に食事、2

に規則正しい生活、3に休養、4に軽い運動、そして5に気分転換、という順番。

そうはいっても、仕事や家事でちょっと疲れたときは気分転換をしたい。その気持ちも、よくわかります。

気分転換にはコーヒーを飲むことをおすすめします。コーヒーは、自律神経に働きかける作用があります。使い勝手がよいことに、効能がTPO（時と所と場合）で変わるのです。

軽く疲れているときや緊張しているときなど、交感神経が興奮しているときには、副交感神経を刺激してリラックスをもたらします。これは、コーヒーの香りや苦みにリラックス作用があるからです。

反対に、目を覚ましたいときや気合いを入れたいときに飲むと、交感神経を刺激できます。朝にコーヒーを飲むと気分がシャンとしたり、ホッとしたりします。これは、コーヒーに含まれる「カフェイン」が交感神経を刺激しているためです。

また、コーヒーには**長寿ホルモンと呼ばれる「アディポネクチン」を増やす**作用もわかっています。

名古屋大学医学部の山下健太郎博士らは、日本人労働者を対象にした研究で、「コーヒーの摂取量が多い人は、アディポネクチンの分泌量も多い」ことを明らかにしました。

アディポネクチンには生活習慣病の改善作用があることから、長寿ホルモンの名でも呼ばれます。

アディポネクチンは、血管保護作用を持つので、動脈硬化の抑制に効果が期待できます。インスリンを介さずに、糖の細胞内へのとり込みを増やしてくれる作用があり、糖尿病の予防にもなります。

生活習慣病は内臓疲労を著しく悪化させる要因です。コーヒーには、その改善効果があるということです。

ただし。どんなによいものでもとりすぎはNG。最近では、コンビニエンスストアで100円あればおいしいコーヒーを買えます。

1日の適量は2〜3杯。

夕方以降に飲むと交感神経が刺激され、夜の睡眠の妨げにもなります。コーヒーは、午後3時までに飲むと決めましょう。

6 酵素について「これだけは知っておく」

昨今、「酵素ドリンク」が流行するなど、酵素の健康効果に注目が集まっています。

はたして、「酵素ドリンク」から酵素を摂取することは可能なのでしょうか。

それを知るためにまずは、酵素の働きをチェックしていきましょう。

酵素とは、消化吸収、呼吸、筋肉の働きなど、すべての生命活動に関与する成分です。消化吸収に役立つものは、消化酵素。呼吸や筋肉の働きをサポートするものは代謝酵素と呼ばれています。

たしかに、野菜や果物、海藻、肉、刺身などにも酵素は含まれます。発酵食品にも豊富です。ただ、加熱するとその働きは失われてしまいます。ですから、酵素の摂取を目的とするなら、生で食べるのが理想です。

ただし、**食事で摂取した酵素のほとんどは胃酸で壊れてしまいます**。

そのため、食べ物からとった酵素は、残念ながら腸では働けないものが多いのです。これは、「酵素ドリンク」で摂取した酵素も同様です。

ですから、「酵素ドリンク」を飲むことに意味がない、とまではいいません。ただ、酵素を働かせるには効率が悪い、というのが事実です。

本当に体に効く酵素は、**腸と腸内細菌がつくり出す酵素**です。

腸と腸内細菌は、私たちの生命活動に不可欠な成分を、さまざまつくり出しています。酵素もそのうちの1つです。

腸内細菌がつくった酵素は、胃酸に邪魔されることなく、体内で働くことができます。酵素は「摂取」するのではなく、腸内環境を整えることで、腸内細菌に「合成」してもらうほうが、よっぽど活躍してくれるのです。

とくに、腸と腸内細菌がつくり出す消化酵素は重要な役目を担っています。

私たちが食べたものは、最小の分子に分解されてから体内に吸収されます。たとえば、糖質はブドウ糖などに分解されてから吸収されます。分解がきちんと行なわれてこそ、栄養素は体の各部位で正しく働くことができます。

腸と腸内細菌がつくり出す酵素は、食べ物の分解をせっせと行なってくれる働き者なのです。

7 「自分の腸にあったヨーグルト」を見つける

「腸の健康にはヨーグルトがよい」といわれます。

たしかに、ヨーグルトには**腸に効果的な側面**があります。

たとえば、朝食後に食べると、腸に刺激を与え、蠕動運動を活発にしてくれます。排便効果も高まり、便秘の解消効果が期待できます。

また、夕飯のデザートにすると、皮膚を元気にしてくれます。ヨーグルトに含まれるたんぱく質が、睡眠中に分泌される成長ホルモンの材料になるからです。

成長ホルモンは小児期には骨や筋肉の成長に、大人になってからは細胞の生まれ変わりや疲労回復に、とても重要なホルモンとなります。

では、腸内フローラの活性化としてはどうでしょうか。

ヨーグルトを食べると、腸の善玉菌が増えるというのは本当なのでしょうか。

ヨーグルトは乳酸菌やビフィズス菌といった善玉菌を発酵してつくられています。ただ、ヨーグルトに含まれるそれらの善玉菌は胃酸に弱く、９割が腸に届く前に死んでしまいます。

じつはヨーグルトを食べる意義は、善玉菌を腸に届けること以上に、善玉菌が生きていた溶液を腸に届けることにあります。菌が死んでも、**その菌を育てた溶液は、**

自分の腸にあった善玉菌が見つかる!?

こっちが大事！

自分の腸にあった善玉菌 ＞ 生きて腸に届く善玉菌

［同じヨーグルトを2週間食べ続けてみる］

↓

こんな変化があったら……

便通がよくなる！

肌がきれいになる！

自分の腸にあっている証拠！

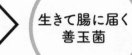

腸内細菌のとてもよいエサになるからです。

また、死んだ菌体は、仲間の菌を増殖させる菌糸を出します。菌とは、自らが死んでも仲間の繁栄に働くたくましい生命体なのです。

ただし、ヨーグルトは人によって相性があります。ヨーグルトを食べて腸内フローラが活性化するかどうかには、個人差があるのです。

私たちの腸内フローラの組成は、生後1年半から3年のうちにほとんど決まります。その間、口に入れたものや、接触した人たちに付着する菌を、赤ちゃんの腸はどんどんとり込みます。そして生後1年半から3年で、その組成をもとに腸内フローラを発育させていくことになります。

以降は、どんなに健康によい菌でも、新たな侵入者は腸にすみつくことが許されず、数日で排泄されてしまうのです。

たとえば、**私の腸にはヨーグルトにすむ乳酸菌がいません**。一言で乳酸菌といっても、その種類は確認されているだけで250種類以上あるとされます。ヨーグルトに使われているのは、そのなかの数種類のみです。

私は幼少期、韓国人のお手伝いさんに育てられました。母は京都出身です。よって、私の腸にいるのは、キムチと京漬物、また味噌にすむ乳酸菌です。

自宅でヨーグルトを食べていた人もいないし、私自身も離乳期に食べていないので、私の腸にはヨーグルトにすむ乳酸菌がいません。そのため、ヨーグルトを食べることが、**私の場合は菌活にならない**のです。

つまり、ヨーグルトが腸内フローラの活性化に役立つのは、1歳半から3歳のうちに接触した人のなかにヨーグルトをよく食べる人がいたり、ヨーグルトを離乳食にしていたりする人です。このような人はヨーグルトを食べることで、よい「菌活」ができます。

最近は「菌が生きて腸に届く」ことを売りにしたヨーグルトや乳酸菌飲料が人気です。ただ、大事なのは「生きて腸に届く善玉菌」よりも「**自分の腸にあった善玉菌**」なのです。

自分の腸にあうかどうかは、２週間食べ続けてみるとわかります。便通がよくなり、肌質が改善してくれれば自分の腸にあっている証拠です。

反対に、変化がないのであれば、ほかのヨーグルトを試してみるとよいでしょう。

エピローグ

人生100年時代を「楽しみ尽くす」生き方

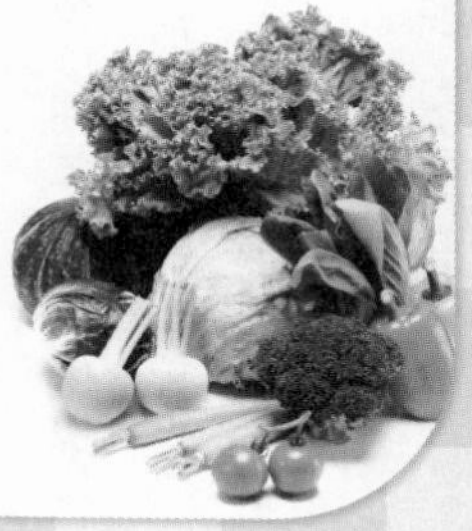

「笑った数」だけ健康になれる

本書をお読みいただき、有難うございました。

最後に、食事以外で私が心がけている長寿の秘訣を1つご紹介します。

それは、疲れているときこそ、**「たくさん笑う」**ということ——。

これが、人生100年時代を楽しく元気に生きるコツです。

笑うことには、驚くべき健康効果が認められています。免疫細胞の生成と活性化がうながされ、**感染症やがんの治療・予防効果**があることがわかっているのです。

免疫システムのなかに、NK（ナチュラルキラー）細胞という免疫細胞がいます。

NK細胞は敵を倒す主力部隊で、たえず体中をパトロールしてめぐり、敵を見つけたらいっせいに攻撃します。いわば、免疫システムの先発部隊なのです。

笑うことは、このＮＫ細胞を活性化させます。

今、日本人の2人に1人ががんになり、3人に1人ががんで命を落としていると推計されています。がんになる人が大勢いるなかで、がんにならない人もいます。この違いこそ、ＮＫ細胞の働きにあるといっても過言ではありません。

私たちの体内では、毎日数千から1万個ものがん細胞が生まれています。これは生物として避けられないこと。

しかし、ＮＫ細胞の数が多く、その働きがパワフルであれば、がん細胞の発生を見過ごすことなくたたき潰してくれるのです。

「笑い」のすごい効能は、ＮＫ細胞を活発にするだけではありません。腸の働きも活発にすることがわかっています。腸の働きが活発になれば、内臓疲労がとれて、**心にも脳にもよい刺激**を与えます。

ただ笑うのではなく、「楽しく笑う」ことが出発点です。さらに「大声で笑う」とより効果的です。

「大声で笑う」と、横隔膜の上下運動と腹圧の増減によって内臓が刺激されます。とくに、小腸や大腸の蠕動運動が活発になります。

腸の働きがよくなれば、腸の7つの役割もしっかりと行なわれます。内臓疲労は改善され、血流やリンパの流れがよくなります。同時に、脳の前頭葉に興奮が起こり、それが間脳に伝わって神経ペプチドというアミノ酸の化合物が分解されます。

この神経ペプチドは、まるで感情を持っているように情報の善し悪しを判断し、自分の性質を変える力を持っています。たとえば、「楽しく笑う」ことによって伝わる情報は、「善玉ペプチド」となって血液やリンパ液を通じて全身をめぐるのです。

それがNK細胞の表面にくっつき、NK細胞の働きを活性化するわけです。これを「**ペプチドシャワー**」といいます。

反対に、悲しいときやストレスがかかったとき、「悪い疲れ」を感じているときには、「悪玉ペプチド」が全身に流れ、NK細胞の活性を低下させてしまいます。

NK細胞を活性化させる笑い方については、世界中で多くの実験が行なわれています。

まとめると、**1時間声を出して笑うのがNK細胞の活性を上昇させる**ベストの方法、ということです。反対に3時間以上大声で笑っていると、NK細胞の活性の低下が見られ始めました。笑いすぎて、かえって疲れてしまうのでしょう。どんなによいことも「ほどほど」は大事です。

好きな友人とおしゃべりをして笑う。お笑い番組を見て笑う。コメディ映画を観て笑う……。そんな人生の充実した瞬間が、疲れや不調、病気をいっきに改善してくれるのです。

私の場合は落語が好きですから、よく寄席に行きます。どんな方法でもかまいません。疲れたときこそ、1時間大声を出して笑う、という習慣を持つようにしましょう。

そんな簡単で幸せな習慣が、体と心、そして脳を強くしてくれるのです。

本書は、小社より刊行した『体と心の疲れが消えていく
「滋養食」』を、再編集のうえ、改題したものです。

藤田紘一郎（ふじた・こういちろう）
一九三九年、中国東北部（満州）に生まれる。東京医科歯科大学医学部を卒業し、東京大学大学院医学系研究科博士課程を修了。医学博士。金沢医科大学教授、長崎大学教授、東京医科歯科大学大学院教授、人間総合科学大学教授を経て、現在は東京医科歯科大学名誉教授。
専門は寄生虫学と熱帯医学、感染免疫学。日本寄生虫学会小泉賞、講談社出版文化賞・科学出版賞、日本文化振興会・社会文化功労賞および国際文化栄誉賞など受賞。
おもな著書に『体がよみがえる「長寿食」』『脳はバカ、腸はかしこい』（以上、三笠書房《知的生きかた文庫》）、『図解 体がよみがえる「長寿食」』（三笠書房）のほか、『50歳からは炭水化物をやめなさい』『アレルギーの9割は腸で治る！』（以上、大和書房）など多数がある。

知的生きかた文庫

心《こころ》と脳《のう》が元気《げんき》になる「長寿食《ちょうじゅしょく》」

著　者　藤田《ふじた》紘一郎《こういちろう》
発行者　押鐘太陽
発行所　株式会社三笠書房
〒一〇二―〇〇七二　東京都千代田区飯田橋三―三―一
電話〇三―五二二六―五七三四〈営業部〉
〇三―五二二六―五七三一〈編集部〉
https://www.mikasashobo.co.jp
印刷　誠宏印刷
製本　若林製本工場

ISBN978-4-8379-8718-5 C0177

知的生きかた文庫

体がよみがえる「長寿食」

藤田紘一郎

〝腸健康法〟の第一人者、書き下ろし！　年代によって体質は変わります。自分に合った食べ方をしながら「長寿遺伝子」を目覚めさせる食品を賢く摂る方法。

疲れない体をつくる免疫力

安保　徹

免疫学の世界的権威・安保徹先生が、「疲れない体」をつくる生活習慣をわかりやすく解説。ちょっとした工夫で、免疫力が高まり、「病気にならない体」が手に入る！

40歳からは食べ方を変えなさい！

済陽高穂

ガン治療の名医が、長年の食療法研究をもとに「40歳から若くなる食習慣」を紹介。りんご＋蜂蜜、焼き魚＋レモン……「やせる食べ方」「若返る食べ方」満載！

40代からの「太らない体」のつくり方

満尾　正

「ポッコリお腹」の解消には激しい運動も厳しい食事制限も不要です！　若返りホルモン「DHEA」の分泌が盛んになれば誰でも「脂肪が燃えやすい体」に。その方法を一挙公開！

食べれば食べるほど若くなる法

菊池真由子

1万人の悩みを解決した管理栄養士が教える簡単アンチエイジング！ シミにはミニトマト、シワにはナス、むくみにはきゅうり……肌・髪・体がよみがえる食べ方。

C50424